INSTITUT ORTHOPÉDIQUE DE MARSEILLE

Fondé en 1854 par le Docteur Ph. DUBREUIL-CHAMBARDEL

Boulevard Longchamp, 124.

# TRAITEMENT

## DES DÉVIATIONS DE LA TAILLE

Sans appareils

# FAITS PRATIQUES

PAR LE DOCTEUR

## E. DUBREUIL-CHAMBARDEL

MARSEILLE

SOCIÉTÉ ANONYME DE L'IMPRIMERIE MARSEILLAISE

MARIUS OLIVE, DIRECTEUR

Rue Sainte, 39.

1884

INSTITUT ORTHOPÉDIQUE DE MARSEILLE

Fondé en 1854 par le Docteur Ph. DUBREUIL-CHAMBARDEL

**Boulevard Longchamp, 124.**

# TRAITEMENT

## DES DÉVIATIONS DE LA TAILLE

### Sans appareils

# FAITS PRATIQUES

PAR LE DOCTEUR

## E. DUBREUIL-CHAMBARDEL

MARSEILLE

SOCIÉTÉ ANONYME DE L'IMPRIMERIE MARSEILLAISE

MARIUS OLIVE, DIRECTEUR

Rue Sainte, 39.

—

**1884**

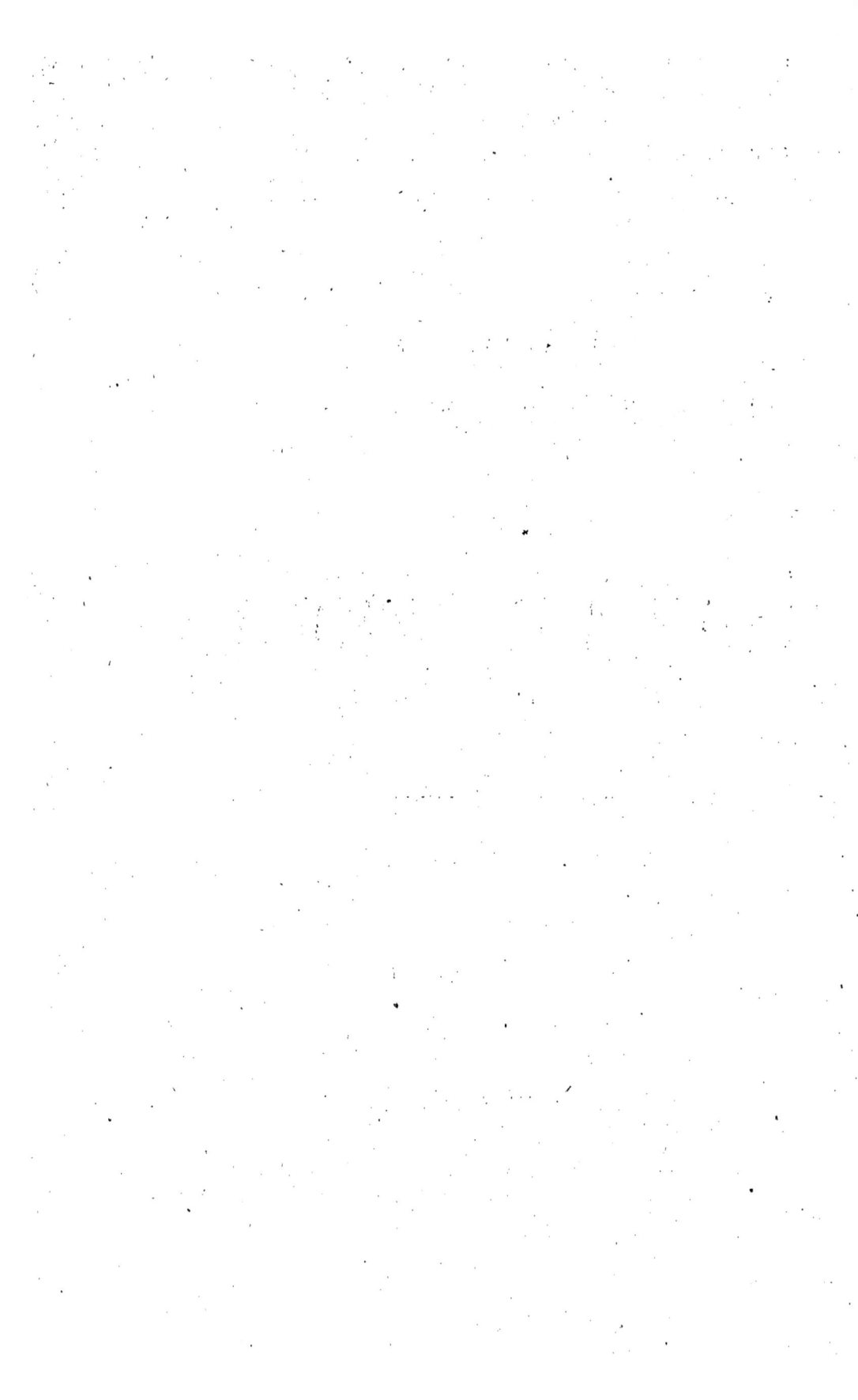

# AVANT-PROPOS

Nous nous proposons, dans ce travail, de faire connaître les résultats obtenus par une méthode de traitement des déviations de la taille employée, dans notre institut, depuis une trentaine d'années.

Cette méthode remplace, dans presque tous les cas, les appareils encore usités de nos jours dans un grand nombre d'établissements, par de simples actions musculaires. La plupart de ces actions ont pour but de produire sur la colonne vertébrale déviée une torsion inverse à la torsion vicieuse (1); la rotation des vertèbres sur leur axe étant, comme nous le verrons, l'élément principal des déviations latérales *(scolioses)*. D'autres mouvements particuliers, actifs et volontaires, ont pour effet d'assouplir, d'allonger les tissus lésés et de rompre, autant qu'il est possible, les rétractions ligamenteuses qui existent toujours dans ces déviations (2).

Dans la pratique orthopédique ordinaire suivie jus-

(1) Mémoires publiés en 1859 et 1862 par le docteur Ph. Dubreuil-Chambardel.

Thèse soutenue en 1868 par le docteur E. Dubreuil-Chambardel.

Communication faite à l'Académie de médecine le 18 mars 1873.

(2) Communication faite à la Société de chirurgie de Paris, le 25 février 1874.

Mémoire publié en 1877.

qu'ici, même quand il ne s'agit que d'une déviation qui débute ou qui ne fait encore que peu de progrès, on emploie généralement un corset de fer disposé de manière à soulever les épaules et à comprimer les parties saillantes. Sous son influence, une amélioration apparente se manifeste parfois; malheureusement cette amélioration devient bientôt de moins en moins sensible et s'arrête. Mais alors, la suppression de l'agent mécanique est devenue impossible pour assurer la persistance de l'amélioration légère obtenue et prévenir le retour de la déviation à son état antérieur ou son aggravation. C'est par années, comme le dit Bouvier, qu'on doit compter en pareils cas, car il est souvent nécessaire de continuer ces soins prophylactiques et conservateurs, jusqu'à l'entier développement du corps.

Lorsque la déviation latérale a pris un certain développement et qu'il existe une torsion bien accusée, le corset ne suffit plus pour arrêter les progrès du mal; il faut y ajouter des moyens plus énergiques : des lits à extension forcée, le décubitus horizontal pratiqué sans interruption, etc. Si, après plusieurs années d'un traitement pénible, le mal semble limité, on appelle cela bien haut une guérison. Mais il est certain, et nous en appelons à toutes les personnes qui ont pu voir à nu des enfants traités par ces moyens, que le résultat est toujours très imparfait, même dans les scolioses du premier degré; la rectitude de la colonne vertébrale n'est jamais complète; il existe une raideur du tronc et une déformation des épaules telle qu'un œil exercé reconnaît immédiatement l'usage du corset orthopédique.

Malgré l'emploi des corsets et des autres agents mécaniques, ces résultats n'ont souvent rien de stable. Les récidives sont toujours imminentes, et l'on est quelquefois, du moins pour les jeunes filles, à redouter le mariage de crainte que, ainsi que de nombreux exemples l'ont prouvé, ces améliorations factices ne puissent résister à une première grossesse.

Il n'est donc pas étonnant que plusieurs médecins montrent, quand il s'agit des déviations de la taille, un grand éloignement pour les traitements orthopédiques et en soient arrivés à se demander si la scoliose était réellement curable, même dans ses manifestations les plus légères.

L'insuccès des agents mécaniques, le peu d'importance de la gymnastique ordinaire et l'insuffisance de la kinésithérapie ou gymnastique suédoise, dans le traitement des déviations latérales du rachis, nous déterminèrent, dès les premières années de notre carrière orthopédique, à chercher la solution du problème par un autre moyen. Aujourd'hui, après plus de trente ans de pratique, nous pouvons affirmer qu'il existe un traitement véritablement efficace de la scoliose, puisque nous obtenons des guérisons complètes et définitives, non-seulement dans les cas les moins sérieux, mais encore dans un grand nombre de ceux que l'on considère comme très graves. Nous pouvons ajouter que ces guérisons peuvent souvent atteindre un si haut degré de perfection que, non-seulement la colonne vertébrale est complètement redressée, mais encore la souplesse du tronc et l'harmonie des formes sont entièrement rétablies.

Le traitement que nous employons est d'une très

grande douceur. En dehors des exercices volontaires exécutés chaque jour avec soin, sous l'œil attentif du médecin qui les dirige, et de la surveillance attentive du maintien, aucune contrainte pénible n'est imposée aux malades. Loin de nuire à la santé générale, ce traitement, au contraire, contribue puissamment à l'améliorer (1). Nous engageons les parents et les médecins à fixer leur attention sur cette grande douceur

(1) « Le docteur Dubreuil-Chambardel, rompant avec les traditions
« erronées du passé, a assis la thérapeutique des déviations de la
« taille sur une base réellement scientifique et solide, puisqu'elle puise
« sa valeur dans l'anatomie pathologique. La voie de progrès que
« M. Dubreuil-Chambardel a si heureusement ouverte à cette bran-
« che spéciale de la médecine a eu pour résultat de faire rejeter,
« dans sa pratique, et condamner au plus profond oubli, les moyens
« mécaniques barbares, inutiles et dangereux, les tortures infligées
« encore aujourd'hui ailleurs aux malheureux enfants contrefaits,
« pour n'adopter qu'un traitement extrêmement doux qui consiste
« dans des mouvements particuliers, actifs, volontaires, destinés à al-
« longer les muscles spinaux rétractés. Nous avons suivi la clinique
« de M. Dubreuil-Chambardel, et avons pu apprécier les merveilleux
« résultats obtenus au moyen d'une pratique aussi douce. Tout en
« agissant sur les tissus rétractés, au moyen de mouvements énergi-
« ques spéciaux, il produit nécessairement des inspirations profondes ;
« ces exercices ont une heureuse et rapide influence sur la santé gé-
« nérale. Les sujets dont la santé s'est détériorée sous l'influence de
« la maladie générale qui a produit les rétractions musculaires et les
« déviations, dont l'altération des traits révèle assez l'état de souf-
« france, reprennent, en un temps relativement court, un aspect flo-
« rissant.

« Ce résultat est dû assurément aux progrès du redressement, à la
« disparition de la gêne des mouvements du tronc et de la contrainte
« continuelle qui en est la conséquence ; mais il nous paraît évident
« qu'une part notable en revient tout d'abord à la gymnastique respi-
« ratoire. La contrainte des jeunes personnes déviées, le chagrin qui
« les mine, la gêne des mouvements du thorax, entravent la respira-
« tion ; l'hématose est incomplète, et la nutrition s'en ressent. La
« santé s'améliore rapidement à la faveur de meilleures conditions
« d'hématose. » Dr HILDENBRAND, médecin directeur de l'Asile de Bonneval (Loir-et-Cher). *Annales médico-psychologiques*, 6e série, t. II.
Novembre 1879.

de notre traitement. La plupart des familles, justement alarmées par les exigences et l'inefficacité des méthodes ordinaires, plutôt que de voir leurs malheureux enfants tourmentés inutilement pendant plusieurs années, préfèrent les abandonner au triste avenir qui leur est réservé. D'autres se résignent à n'employer que des palliatifs, comme la gymnastique ou les corsets. Nous ne saurions trop, à cet effet, nous élever contre certains fabricants et les ridicules prétentions des corsetières qui croient arrêter, par des baleines et quelques bandes d'acier, les progrès d'une difformité qui tend toujours à s'aggraver,

Pour établir l'authenticité des résultats obtenus, nous rapporterons un assez grand nombre d'observations de cas traités avec un complet succès dans notre institut, et dont l'état primitif et le résultat final ont pu être constatés par les médecins qui nous avaient adressé les enfants. Nous recommandons la lecture de ces observations aux personnes intéressées, qui, faute d'études spéciales, ne peuvent pas suivre les descriptions techniques.

# CONSIDÉRATIONS GÉNÉRALES

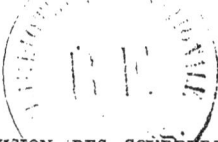

DIVISION DES COURBURES PATHOLOGIQUES DU RACHIS. — DE LA
SCOLIOSE. — RÔLE IMPORTANT DE LA TORSION DES VERTÈBRES
DANS LA SCOLIOSE. — ÉTIOLOGIE. — PREMIERS SYMPTÔMES. —
LA SCOLIOSE ABANDONNÉE A ELLE-MÊME NE GUÉRIT JAMAIS. —
TRAITEMENT. EXAMEN DES MÉTHODES PRÉCONISÉES JUSQU'ICI :
CORSETS, LITS MÉCANIQUES, DÉCUBITUS DORSAL, GYMNASTIQUE, ETC.
APPRÉCIATIONS. — TRAITEMENT DU DOCTEUR DUBREUIL-CHAM-
BARDEL.

La colonne vertébrale ne se dévie pas toujours dans le même
sens, un grand nombre de circonstances peuvent faire prendre
aux courbures des directions très-différentes désignées, en
orthopédie, par des noms particuliers :

1° La **scoliose**, comprenant toutes les courbures latérales,
que leur convexité soit tournée à droite ou à gauche, qu'il y
ait deux, ou un plus grand nombre de courbures ;

2° La **cyphose**, ou courbure en arrière, c'est-à-dire à convexité postérieure ;

3° La **lordose**, ou courbure en avant, c'est-à-dire à convexité
antérieure.

Au point de vue pratique, celle de ces déviations qui mérite
le plus d'attention, est certainement la *scoliose* ; c'est elle, en
effet, que l'on rencontre le plus fréquemment.

Les auteurs ont admis différentes espèces de scolioses : La
scoliose essentielle (*scoliose par déformation* de Bouvier), la
scoliose par flexion, la scoliose pleurétique, la scoliose rhumatismale, la scoliose paralytique, etc.

2

Mais le plus grand nombre de ces scolioses, sauf la scoliose essentielle, n'étant qu'un accident assez rare, ou ne constituant pas un véritable état maladif permanent, nous nous contentons de les noter ici, ne voulant nous occuper que de la scoliose essentielle.

Les différentes formes que peut affecter la scoliose sont très-nombreuses ; elles ont été multipliées à l'excès et sans raison par les Allemands. La scoliose peut être constituée exceptionnellement, par une seule courbure, siégeant ordinairement à la région dorsale, quelquefois à la région lombaire ; mais le plus souvent les courbures sont au nombre de deux, de trois, quelquefois quatre et offrent des combinaisons bien diverses soit par leur siège, soit par le sens des convexités. La *torsion* de l'épine qui se produit dès le début de ces difformités, vient encore multiplier les différents caractères de la déviation.

La torsion du rachis joue un rôle considérable dans le développement de la scoliose. C'est à la torsion en effet, qu'il faut attribuer les principales déformations de la taille, c'est elle qui produit la gibbosité dorsale, même peu prononcée, c'est à la torsion également qu'est dû le soulèvement de la masse sacro-lombaire.

La torsion de la colonne vertébrale sur elle-même étant l'obstacle principal que nous cherchons à surmonter dans notre méthode de traitement, nous croyons utile de bien établir l'existence de cette torsion.

Bouvier, à la page 394 des leçons cliniques sur les maladies chroniques de l'appareil locomoteur, après avoir décrit les courbures latérales, s'exprime ainsi au sujet de la torsion:

« Il est un autre genre de mouvement qu'exécutent les « vertèbres déviées : c'est leur rotation autour de leur axe ver- « tical, d'où résulte une *torsion* de toute la colonne vertébrale. »

« L'angle de rotation des vertèbres est d'autant plus marqué « que la déformation du rachis est plus considérable, et c'est « au milieu des courbures qu'il atteint son maximum. « Lorsqu'il égale un angle droit, la vertèbre se trouve complé- « tement en travers. »

« La rotation totale, comme la rotation partielle, et plus « encore que cette dernière, produit une grande disparate

« entre les arcs de la scoliose vus en avant, le long des corps
« vertébraux, et en arrière, le long des apophyses épineuses.
« Les corps, portés du côté de la convexité, sont en effet la
« partie la plus excentrique des courbures; les apophyses
« épineuses, portées vers la concavité de chacune d'elles,
« restent toujours plus rapprochées de la ligne médiane. »

Dans le dictionnaire encyclopédique des sciences médicales
(*art. déviations du rachis*), M M. Bouvier et Bouland disent :

« Cette torsion est un fait constant ; elle est d'autant plus
« prononcée que la déviation est plus forte et plus ancienne ;
« mais toutes choses égales d'ailleurs, la colonne postérieure
« se dévie moins et s'affaisse plus ; elle est plus droite et plus
« courte. L'antérieure échappe, glisse pour ainsi dire, et décrit
« des sinuosités qui l'allongent ou mieux qui lui permettent de
« conserver plus de longueur. »

Ainsi d'après ces auteurs si appréciés par tout le corps médi-
cal, il est bien établi que la torsion de l'épine existe dans tous
les cas de déviations latérales de la colonne vertébrale et qu'elle
joue un rôle important dans ces difformités.

M. Jules Guérin et tous les auteurs qui ont écrit depuis sur
les déviations de la taille, admettent l'existence de la torsion
dans les déviations latérales.

Malgaigne reconnait l'existence de la torsion et son rôle considérable dans les déviations latérales, puisqu'il lui attribue
presque toutes les déformations apparentes. Cependant, con-
trairement aux opinions de Bouvier, Guérin et de la plupart
des orthopédistes, il croit qu'il peut exister quelques cas *récents
et légers*, où il n'a pu constater la torsion. Mais, si nous avons
bien compris ses paroles, cela n'infirme en rien la règle générale que nous tenons à établir ici, que la torsion seule peut
produire les déformations antéro-postérieures. En effet, il dit :

« Il n'y a qu'un instant, en parlant de déviations légères et
« commençantes, nous indiquions déjà l'apparence de ces
« reliefs et de ces dépressions, c'était admettre que déjà la
« torsion avait commencé à s'établir. » (1).

Toutes les déviations latérales du rachis, sans exception,

(1) Leçons d'orthopédie professées à la faculté de médecine de Paris,
page 370.

sont accompagnées d'un mouvement de rotation des vertèbres sur leur axe. La torsion naît en même temps que la scoliose, elle en est un des éléments essentiels. Dans les cas où la colonne vertèbrale, au lieu de deux courbures en présente un plus grand nombre, il y a toujours autant de torsions en sens inverse que de courbures. On peut avancer aussi que l'intensité des torsions est proportionnelle à celle des courbures, sauf quelques cas où ces deux éléments sont hors de proportions.

Il est, en effet, des sujets où des incurvations très fortes ne sont accompagnées que d'un léger mouvement de torsion ; mais il en est d'autres, beaucoup plus nombreux, chez lesquels l'on constate un mouvement de rotation des vertèbres, déjà très avancé, alors qu'il n'existe pas d'incurvations sérieuses (*voir page 30 observation IV*). Ce fait est d'une grande importance, tant au point de vue du diagnostic, qu'au point de vue du traitement.

La torsion une fois déclarée tend à s'accroître ; car l'effet mécanique qui l'a produite subsiste toujours et même acquiert par le temps plus d'intensité.

La torsion, bien comprise dans sa cause et dans sa marche, explique l'impuissance de tous les moyens mécaniques et gymnastiques préconisés jusqu'à ce jour ; et cette connaissance contribue aussi, par là, à éloigner du traitement de cette difformité tout ce qui peut être inutile, impuissant ou nuisible, et à faire concentrer tous les efforts de la science vers la recherche de son véritable traitement, lequel ne peut consister que dans une force capable de détruire cette torsion et d'amener par suite le redressement des courbures.

Nous montrerons, en citant un assez grand nombre de faits où des guérisons complètes et définitives ont été obtenues, dans des cas de scoliose où la torsion produisait des déformations déjà très accentuées, qu'il a été possible de l'attaquer directement.

Il est des déviations latérales dont la cause est parfaitement connue :

Une inégalité marquée dans le mouvement des poumons, quelle qu'en soit la cause, peut à la longue amener une déformation de la poitrine et par suite une déviation du rachis. La pleurésie avec suppuration, lorsque l'épanchement est abondant, et se résorbe difficilement, entraîne quelquefois une courbure de l'épine.

Le rhumatisme, quand il a son siège dans les articulations vertébrales, doit aussi être mis en cause dans la production de certaines scolioses.

Une hémiplégie, complète ou incomplète peut laisser à sa suite des incurvations du rachis ; nous en avons vu des exemples.

Certaines scolioses sont le résultat d'une différence de longueur des membres inférieurs, (luxation congénitale, coxalgie, etc.). Dans ces cas, un côté du bassin se trouvant plus élevé que l'autre, la colonne vertébrale est détournée de son axe vertical et il se produit une courbure primitive ayant presque toujours son siège à la région lombaire ; et par suite une courbure dorsale ne tarde pas à apparaître.

Dans quelques cas la scoliose peut être la conséquence de maladies du rachis, etc.

Nous n'avons pas l'intention de citer et encore moins de décrire, toutes les scolioses dépendant de causes spéciales. Prises toutes ensemble, ces déviations ne constituent qu'une faible partie de celles que l'on rencontre dans la pratique.

La plupart des orthopédistes qui ont écrit sur la scoliose essentielle, (scoliose par déformation de Bouvier, légitime de Taylor) ont émis des opinions différentes sur les causes de cette difformité et aujourd'hui, après les recherches et les travaux d'auteurs recommandables, l'étiologie de cette maladie laisse encore à désirer, car, il faut bien le reconnaître, si quelques-unes des théories émises sont plausibles, le plus grand nombre est très hasardé.

Delpech (1) admettait comme cause primitive de la scoliose, un ramollissement des disques intervertébraux produit par une influence scrofuleuse, et amenant, par suite, un affaissement latéral.

Cette opinion n'est plus soutenable aujourd'hui. La diathèse scrofuleuse qu'admettait Delpech, chez le plus grand nombre des scoliotiques, se rencontre au contraire très rarement. Nous croyons pouvoir avancer, par suite de l'examen attentif de

(1) Ostéomorphie.

tous les enfants qui ont suivi un traitement dans notre établissement, qu'à peine sur douze ou quinze cas il s'en trouve un présentant quelque manifestation qui puisse être attribuée à l'état véritablement scrofuleux. En un mot, les sujets scrofuleux ne nous paraissent pas plus que les autres prédisposés aux difformités du rachis.

Mayow (1) admettait que les muscles, trop courts pour le squelette, le forçait à se courber.

En modifiant légèrement l'opinion de Mayow, Méry (2) admit que les muscles de l'épine, contractés avec force d'un seul côté, produisaient la courbure latérale et tous les désordres qui s'ensuivent. Puis, Morgagni (3), complétant cette manière de voir, établit que cette contraction des muscles d'un côté, peut dépendre de convulsions ou d'une plus grande force naturelle de ces muscles, ou encore d'un affaiblissement des muscles opposés, par une paralysie ou une autre cause.

Beaucoup d'orthopédistes ont partagé et partagent encore les opinions de Mayow, de Méry et de Morgagni, et attribuent la déviation latérale, non rachitique, à l'action irrégulière des muscles du rachis.

La doctrine de la rétraction musculaire fit pendant quelques années beaucoup de bruit, défendue qu'elle était par Jules Guérin et combattue par Bouvier et Malgaigne. Cette idée a été reprise, dans ces derniers temps, par les médecins allemands qui admettaient comme cause primitive de la scoliose, un relâchement, une *relaxation* des muscles d'un côté entraînant la prédominence des muscles du côté opposé. Opinion qui, du reste, a été émise en partie par Malgaigne, lequel établit que la lésion primitive produisant les déviations vertébrales est la *laxité pathologique des ligaments*; cette relaxation aurait son siège, selon Malgaigne, dans les ligaments bien plus que dans les muscles.

L'opinion de Bouvier qui attribue le plus grand nombre des courbures à un développement inégal des masses latérales des corps vertébraux, dû à un affaiblissement de la nutrition dans le système osseux, compte aujourd'hui assez de partisans.

(1) De rachitide, 1680.
(2) *Mémoires* de l'Académie des Sciences, 1706.
(3) Lettre XXVII^me.

La déformation osseuse se produit rapidement dans la scoliose, mais nous ne partageons pas l'opinion de Bouvier soutenant qu'il n'existe pas de scolioses, même commençantes, sans vertèbres déformées. Si la déformation osseuse peut être constatée dans des déviations qui n'ont pas encore pris un grand développement, nous ne croyons pas qu'elle soit primitive et nous sommes convaincus qu'une déviation peut devenir permanente sans qu'il existe de déformation des corps vertébraux.

Nous avons souvent obtenu, dans des temps très courts, par le seul emploi de notre méthode, des redressements complets de scolioses bien caractérisées, redressements qui se sont parfaitement maintenus ; ces résultats n'auraient pas été obtenus d'une manière aussi absolue et aussi rapide, s'il avait existé des déformations des vertèbres.

Pour nous, les déviations du rachis sont dues, dans la grande majorité des cas, à une altération particulière des ligaments, des fibro-cartilages, c'est-à-dire des tissus en contact plus ou moins immédiat avec la colonne vertébrale. Nous croyons aussi que cette altération agit plutôt dans le sens de la rétraction que dans le sens du relâchement, comme l'admettait Malgaigne.

Les altérations du tissu osseux, altérations consistant; le plus souvent, dans une diminution des sels calcaires et dans un affaissement des corps vertébraux du côté des concavités, sont moins communes qu'on ne le croit généralement dans les *scolioses légères*. Le développement inégal des masses latérales des corps vertébraux n'est pas primitif, il n'est que secondaire, mais il ne tarde pas à prendre une grande importance au point de vue du pronostic et du traitement.

La scoliose une fois déclarée, les muscles, après un temps plus ou moins long, peuvent agir à leur tour pour maintenir et même pour augmenter les incurvations; ils se raccourcissent à la longue, dans le sens des concavités, tandis que ces mêmes muscles sont allongés, relaxés dans le sens des convexités.

La scoliose étant souvent méconnue à son début, c'est-à-dire à l'époque où il serait toujours facile d'y remédier, nous allons faire connaître, en quelques lignes, les premiers symptômes de cette difformité.

En examinant le malade à cette première période, c'est à peine si l'on aperçoit une légère disposition en S de la colonne vertébrale ; souvent même l'on ne peut constater de déviation de la ligne formée par les apophyses épineuses, et, la seule chose qui fixe d'abord l'attention c'est l'existence de deux saillies légères disposées en sens contraire : l'une siégeant à droite, à la région dorsale (scoliose à courbure dorsale principale droite), l'autre à gauche à la région lombaire.

La saillie dorsale est due à une légère différence dans la convexité des côtes, et, par suite, à la projection en arrière de l'omoplate ; l'épaule gauche, au contraire, paraît légèrement aplatie. La saillie lombaire est produite par le soulèvement des muscles sacro-spinaux. Ces saillies, dorsale et lombaire, sont la conséquence fatale du mouvement imprimé par la torsion ; bien évidentes et disposées en sens inverse, aux régions dorsale et lombaire, elles permettent à elles seules de diagnostiquer une double scoliose alors même qu'il n'existe pas encore d'incurvations sensibles du rachis (voir page 32).

Si, à cette période, l'on examine la région antérieure du tronc, on pourra souvent constater des déformations disposées en sens contraire de celles qui existent à la région postérieure. Ainsi, une saillie de la région antéro-gauche, siégeant au niveau ou au-dessous du sein, coïncidera toujours avec une saillie postérieure droite.

On pourra aussi facilement s'assurer que le flanc droit est légèrement excavé, tandis que le gauche devient plus plein et plus droit. Il résulte de cette disposition une saillie tout à fait anormale de la hanche droite, quand, au contraire, la saillie de la hanche gauche devient de moins en moins marquée.

Les caractères extérieurs que nous venons d'indiquer continuant à s'exagérer, on ne tarde pas à constater des incurvations de plus en plus manifestes de la ligne des apophyses épineuses. La déviation, d'abord peu sensible, accusera de plus en plus celle des corps vertébraux sans en reproduire fidèlement l'étendue, le nombre ou la quantité. On observera d'abord une courbure dorsale, le plus souvent à convexité droite, et, postérieurement, une courbure lombaire en sens inverse et quelquefois aussi une courbure cervico-dorsale, également en sens inverse. Ces courbures secondaires sont dites de *compensation*.

Tels sont les premiers phénomènes que l'on peut percevoir, dans la scoliose normale.

« C'est généralement la mère de famille qui s'aperçoit la
« première que sa fille, âgée de dix à quatorze ans, a l'épaule
« un peu forte. Cette découverte se fait quelquefois chez la
« couturière ou la corsetière et le traitement est vite décidé. On
« fabrique à l'enfant un corset qui est porté un certain temps,
« pendant lequel la difformité s'aggrave. On va voir le méde-
« cin de la famille qui, le plus souvent, ne s'est jamais soucié
« d'étudier l'orthopédie ou qui n'y croit pas. Le médecin pres-
« crit, sans y attacher beaucoup d'importance, la gymnas-
« tique, l'hydrothérapie, un corset plus compliqué ; ces
« moyens, pratiqués sans discernement, n'amènent aucun bon
« résultat. La déviation du rachis s'accentue ; on se décide
« enfin à consulter l'orthopédiste (1). »

Il faut, comme le dit encore le docteur de Saint-Germain, l'expérience de l'homme de l'art, médecin ou chirurgien, qui connait à fond les indications et les moyens d'une cure orthopédique pour répondre aux nombreuses questions dont les parents inquiets accablent le médecin.

Un grand nombre de circonstances peuvent influencer la marche et favoriser les progrès de la scoliose. Ainsi la prédisposition héréditaire, le bas âge, le rachitisme, les approches de la puberté surtout chez les jeunes filles, les maladies de l'enfance, les habitudes vicieuses, un premier accouchement, etc., sont autant de circonstances qui peuvent favoriser le développement de la difformité ou lui faire prendre de grandes proportions.

La scoliose abandonnée à elle-même ne guérit jamais. Certains optimistes ont dit que la croissance arrange bien les choses et qu'elle a même le pouvoir de guérir les scolioses. C'est une erreur profonde, une croissance rapide pouvant à elle seule amener une déviation. C'est au moment de l'établissement des règles que la difformité fera le plus de progrès et atteindra parfois tout son développement.

La scoliose une fois établie, fera donc des progrès constants. Si la maladie chez quelques sujets, lorsque la déviation est encore à son début s'arrête dans sa marche, il faut reconnaître

(1) Dr L.-A. de Saint-Germain. — Chirurgie orthopédique. p. 275.

que ces cas sont très rares et que la difformité livrée à elle même ou combattue par des moyens insuffisants loin de s'arrêter, va toujours croissant. « Il faut que les parents et les médecins « soient bien pénétrés de cette vérité que toute déviation spi- « nale du jeune âge, même la plus légère, peut contenir le « germe des difformités les plus considérables. »

« Le traitement de la scoliose est loin d'être un objet de « luxe ou de pure coquetterie, il y va de tout un avenir pour « les individus menacés de gibbosité. Combien de fois, « n'avons nous pas vu des parents déplorer leur confiance dans « le temps et la nature qui a livré leur enfant aux ravages du « mal. » (Bouvier, loc. cit.)

Depuis que l'on s'occupe du traitement des déviations de la taille, surtout depuis le commencement de ce siècle, de nombreux efforts ont été tentés pour en obtenir le redressement.

On a comparé la colonne vertébrale infléchie à un arc. Pour redresser cet arc, deux moyens se sont tout d'abord présentés aux premiers médecins qui se sont occupés du traitement de la scoliose : exercer une *traction* sur les deux extrémités de l'arc ; ou faire une *pression* sur le point culminant de la courbure avec *contre-pression* en sens inverse sur les deux extrémités de l'arc. Le plus grand nombre des moyens proposés encore aujourd'hui rentrent dans l'un ou l'autre de ces procédés. Mais malheureusement dans cette importante question, les moyens qui paraissent simples, justes et en rapport avec les lois de la nature, sont loin d'être en rapport avec les indications à suivre. C'est qu'il existe, deux indications indispensables à remplir dans le traitement, pour arriver à des résultats vraiment satisfaisants, la détorsion du rachis et l'assouplissement des tissus lésés. L'arc étant toujours tordu sur lui-même, les moyens que nous venons de signaler ne pourront corriger cette disposition et n'agiront que pour redresser la courbe, mais sans pouvoir agir sur l'axe même de la courbe.

Tous les appareils imaginés jusqu'ici peuvent se diviser en deux groupes :

Les appareils *portatifs*, qui s'appliquent sur le corps lui-même et avec lesquels les malades peuvent vaquer à leurs occupations.

Les appareils *fixes*, destinés à produire des extensions et des contre-extensions forcées.

Les appareils portatifs comprennent les *corsets orthopédiques* de toutes formes et de toutes espèces qui malgré leurs nombreux perfectionnements se réduisent tous à deux moyens d'action : l'un qui agit pour soulever les épaules, par les supports ou tuteurs et l'autre qui a pour but de comprimer les parties saillantes au moyen de plaques, pelotes, etc.

Pour qui sait un peu d'anatomie et connait la manière dont l'humérus est fixé, par sa partie supérieure à la cavité de l'omoplate, que l'omoplate n'a rien de fixe et que la clavicule, troisième élément osseux de cette articulation, ne sert qu'à arc-bouter l'épaule, il est évident que ce soulèvement des épaules n'a point un effet assez direct sur la colonne vertébrale (très difficile à étendre par sa conformation même et qui a en outre a supporter le poids de la tête et du tronc), pour l'allonger d'une façon appréciable. D'un autre côté le point d'appui inférieur pris sur la ceinture, étant lui-même susceptible de déplacement, contribue aussi à rendre cet allongement à peu près illusoire. Le résultat possible de ce soulèvement ne peut être qu'une déformation des épaules, résultat qui ne manque jamais de se produire quand le corset a été porté pendant un certain temps.

Les plaques, pelotes, bandes élastiques, etc., n'exercent leur action sur l'épine qu'indirectement, par l'intermédiaire des côtes et des parties molles, ce qui diminue, et de beaucoup, leur effet utile. D'un autre côté, la souplesse du rachis au début de la scoliose fait que l'individu change à chaque instant la position de son tronc, et parvient ainsi à échapper à une pression mécanique incessante qui le gêne et le fatigue. Plus tard, il est vrai, les courbures rachidiennes, en devenant plus fixes, se prêtent moins à ces déplacements, mais, en revanche, l'action des moyens redresseurs y a beaucoup moins de prise (Panas).

Il faut donc n'attacher que bien peu d'importance aux corsets orthopédiques qui, ne pouvant diminuer d'une manière efficace les courbures, ni les gibbosités qui en sont la conséquence, ne doivent être employés que comme moyen contentif et non pas comme moyen curatif.

Les appareils fixes, agissent presque toujours par des exten-

sions forcées, et on doit encore, malgré tous les perfectionnements annoncés, placer l'enfant sur une couchette inclinée et
aussi dure que possible, afin qu'étendu, il trouve dans la
dureté de sa couche un moyen de comprimer les parties
saillantes. Mais comme il faut, en outre, allonger la colonne
vertébrale, il est indispensable que le malade ait la tête ou
les épaules fixées au lit par des moyens plus ou moins doux,
tandis que la contre extension est appliquée aux pieds, aux
jambes ou sur le bassin et produite par des poids, des tourni-
quets ou des ressorts.

Les partisans de l'extension forcée, pensant que cette extension ne pouvait être interrompue sans risquer de voir leurs
prétendues améliorations disparaître rapidement, ont cherché
à varier la position des malades pour la rendre plus suppor-
table et ont inventé un grand nombre de machines pour obtenir une extension à peu près continue. Puis, l'extension
pure et simple ne suffisant pas, ils y ont associé des pressions
latérales dans le but de refouler les parties saillantes.

Des pressions et des extensions voilà donc ce que peuvent nous
fournir tous les appareils fixes préconisés jusqu'à ce jour.

Quel exercice, quelle action laisse-t-on aux muscles quand on
fait usage de ces appareils extensifs et compressifs ? On a voulu
redresser, on a poursuivi ce but, comme le dit Malgaigne (1),
avec tout l'aveuglement de la préoccupation, personne n'y a
pu complètement atteindre ; et, cependant, c'est un bien mince
résultat que de redresser la colonne, il faut encore la maintenir droite.

Pour cela, il faudrait des muscles dont la contractilité fut
énergique, des ligaments dans des conditions normales, il faudrait créer une force naturelle qui, l'extension supprimée, put
maintenir les effets de cette extension, et c'est précisément
à un résultat tout à fait opposé que l'on arrive par l'usage de
cette méthode.

La position horizontale étant une des conditions rigoureuses
de ce traitement, on comprend tous les inconvénients qui peuvent en résulter pour la santé générale. Il faudrait interrompre
l'extension horizontale, plusieurs fois par jour, pour permettre
aux malades de se livrer à des exercices musculaires et à la

(1) MALGAIGNE, loc. cit.

marche; mais, alors l'influence de la pesanteur intervient chaque fois pour détruire ce qu'on a gagné dans la position couchée, et il faut soumettre les malheureux enfants, pendant le lever, à d'autres moyens d'extension et de redressement pour continuer l'action du lit extenseur (corsets, béquilles, etc.).

Cette méthode de traitement, longue, pénible et parfois dangereuse est donc complètement jugée. Elle ne peut rien contre l'élément capital de la scoliose, c'est-à-dire contre la torsion, aussi le principal de ses effets, la gibbosité, est-il de tous les symptômes apparents de la déviation celui qui résiste toujours à l'extension, même secondée par des pressions sur le sommet des courbures. Les flexions latérales seules peuvent être modifiées par ce traitement, et encore ces légères améliorations n'ont le plus souvent rien de stable. Il faut, en effet, pour maintenir l'amélioration, pour prévenir le retour de la déviation et même son aggravation, supporter encore un traitement consécutif, pendant plusieurs années.

L'extension verticale, pratiquée d'abord par Glisson, Nuck et préconisée de nouveau dans ces derniers temps, présentant de réels dangers doit être abandonnée pour toujours dans le traitement de la scoliose.

Par cette méthode, le malade étant suspendu par le cou et hissé à une certaine distance du sol, le poids des parties inférieures opère une traction à l'autre extrémité de la colonne vertébrale (1). Dans cette situation, le rachis s'allonge, il est vrai, et les incurvations peuvent être notablement diminuées. Mais dès que le sujet vient à toucher terre, le rachis reprend exactement sa forme et la déviation redevient ce qu'elle était. Le D$^r$ de Saint-Germain ayant souvent employé l'extension verticale n'a jamais enregistré une amélioration appréciable et a assisté plusieurs fois à des accidents qui lui ont donné à réfléchir (2).

Le décubitus horizontal qui accompagne presque toujours l'extension forcée, est aussi employé sans extension comme

(1) J.-L. Petit a rapporté l'histoire d'un enfant mort en s'agitant violemment étant dans cette situation (*Maladies des os*, 1741, t. 1, p. 66):
(2) D$^r$ L.-A. de Saint-Germain, Loc cit.; p 323.

principal ou unique moyen de traitement dans quelques ins-
tituts orthopédiques.

Le but qu'on se propose est de soustraire les vertèbres au
poids du corps dans l'espoir d'empêcher leur déformation et
l'augmentation des courbures.

Le décubitus horizontal, pratiqué quelques heures par
jour, peut être utile lorsque la déviation est de date récente
et que la colonne conserve encore toute sa souplesse. Plus tard,
à mesure que les parties molles se rétractent, que les os se
déforment, le décubitus horizontal ne parvient à redresser la
colonne que d'une quantité insignifiante, et encore cette légère
amélioration disparait–elle le plus souvent dès que le sujet est
remis debout.

Le décubitus horizontal pratiqué sans interruption et le
séjour pendant de longs mois dans la gouttière de Bonnet,
comme on l'a conseillé récemment, même pour des scolioses
peu avancées, présentent la plupart des inconvénients que
nous avons signalés à propos de l'extension horizontale.

Nous avons soigné, il y a quelques années, une jeune an-
glaise, âgée de seize ans, qui avait passé vingt-et-un mois dans
cette position. La déviation en apparence diminuée pendant
toute la durée du décubitus, reparut et sembla même aug-
mentée dès que cette jeune fille fut remise debout, et fit en-
suite des progrès effrayants. Shaw a cité des cas analogues et
s'est élevé avec raison contre un pareil abus d'un moyen qui,
employé avec une certaine modération peut être un auxiliaire
utile dans le traitement des déviations.

La gymnastique ordinaire employée pour combattre les
déviations de la taille, n'a pas produit de résultats plus satisfaisants que ceux obtenus par l'usage des agents mécaniques.

La gymnastique ordinaire, en effet, ne pouvant atteindre
les tissus lésés qui, par leur situation échappent à ses efforts,
n'a point de prise sur la torsion, et se trouve tout-à-fait insuffisante pour amener le redressement complet de scolioses bien
déclarées. Elle peut être utile pour développer les forces,
pour prévenir la difformité chez quelques sujets, elle peut
même quelquefois enrayer la marche de déviations légères
et à leur début. Mais, qu'on ne s'y trompe pas, dans ces cas,

malheureusement trop rares, le résultat est indépendant du système employé ; il n'est dû qu'à la stimulation générale des forces, produite par toute espèce de gymnastique. Les orthopédistes confessent généralement son impuissance, et, ne l'emploient du reste que comme un auxiliaire des moyens spéciaux qui font la base de leur traitement.

La gymnastique ordinaire ne doit être employée par les scoliotiques, qu'avec certains ménagements, un grand nombre d'exercices étant nuisibles dans cette difformité. « Vous verrez « après plusieurs mois de trapèze, de barres parallèles ou de « leçon de plancher, vos scoliotiques plus frais, plus forts, « plus agiles ; mais, examinez leur colonne vertébrale et vous « constaterez, neuf fois sur dix, que la déviation a augmenté « dans de notables proportions. La gymnastique générale est « excellente au point de vue de la constitution de l'individu, « mais elle ne donne que de mauvais résultats au point de « vue de la scoliose. » (Dr de Saint-Germain, loc. cit.)

La gymnastique *Suédoise, ou méthode de Ling,* part d'une fausse appréciation de la cause de la scoliose ; celle qui place le développement des déviations latérales, dans la débilitation ou la *relaxation* de certains muscles. Cependant, cette gymnastique, par son action spéciale sur les muscles que l'on suppose affaiblis, ou relaxés, peut quelquefois donner des résultats d'une certaine valeur, mais ces résultats sont beaucoup trop exceptionnels pour qu'on puisse l'adopter comme méthode régulière de traitement. Ne pouvant produire d'action directe pour amener la détorsion, cette gymnastique ne peut attaquer le mal dans son principe ; et, les rares succès qu'elle peut invoquer ne sont dûs qu'à une action indirecte et incomplète de détorsion produite à l'insu de ceux qui dirigeaient le traitement, au milieu des différents mouvements, qu'ils cherchaient à obtenir pour mettre en action les muscles relaxés.

La myotomie rachidienne préconisée par Jules Guérin, nécessitant de nombreuses sections sous-cutanées et l'emploi d'appareils compliqués, est tout-à-fait abandonnée aujourd'hui et ne présente plus d'intérêt qu'au point de vue de l'histoire de la science, comme l'ont dit Bouvier et Malgaigne.

De l'étude que nous venons de faire sur les moyens préconisés jusqu'ici dans le traitement des déviations latérales de la colonne vertébrale, il ressort qu'aucun n'a pu atteindre complètement le but proposé, qu'il s'agisse de machine, de décubitus horizontal avec ou sans extension, de gymnastique, de sections sous-cutanées, etc. Le résultat est toujours le même, c'est-à-dire peu satisfaisant et dans quelques cas nuisible.

Cette opinion, loin de nous être personnelle, est la déduction logique des faits observés, et elle s'appuie sur les aveux des principaux auteurs qui ont écrit sur l'orthopédie.

En parcourant les leçons d'orthopédie de Malgaigne, on trouve, à chaque instant, ses opinions clairement exprimées sur le peu d'efficacité des moyens mécaniques dans le traitement de la scoliose ; ainsi à la page 370 on lit : « La moindre « manifestation de la torsion vous met en face d'une difformité « mité dont l'art n'a jamais su et ne sait pas encore triompher. « phér. »

Plus loin, après avoir passé en revue à peu près tous les modes de traitement, et contrôlant les guérisons prétendues complètes obtenues pour des déviations bien caractérisées, il s'exprime ainsi.

« Je dois à la vérité de dire que pas une seule ne méritait ce « nom, l'embonpoint revenu masquait tout simplement des « saillies qui, au toucher, révélaient encore une torsion « irrémédiable. »

Bouvier s'exprime ainsi dans ses *Leçons cliniques sur les maladies chroniques* de l'*Appareil locomoteur*, page 519 :

« Il n'arrive que bien rarement que des déformations, même « commençantes, s'effacent complétement et qu'on ne trouve « plus de traces de la scoliose. On peut même se demander « s'il y avait réellement déformation, lorsque cela a lieu. « Dans la généralité des cas où le changement de forme des « vertèbres est démontré par les saillies latérales alternes de « la région dorso-lombaire, il reste toujours quelque chose « après le traitement, de cette irrégularité des deux côtés du « dos. »

MM. Bouland et Bouvier sont encore plus explicites dans l'excellent article qu'ils ont publié dans le *Dictionnaire encyclopédique des sciences médicales*. Ces auteurs avancent « qu'il n'est démontré par aucun fait sans réplique que les « moyens de l'art aient jamais restitué la conformation nor-

« male aux vertèbres inégalement développées à droite et à
« gauche, ni aux côtes inégalement courbées à leur niveau.
« La guérison complète, radicale, de la vraie courbure latérale
« de l'épine est donc jusqu'à présent un mythe. »

La scoliose, d'après ces auteurs, n'est pas curable, même
quand il s'agit de cas légers, puisqu'ils admettent qu'il n'y a
pas de scolioses sans vertèbres déformées. Nous sommes bien
loin de partager cette manière de voir et nous avons la conviction d'établir, par les faits que nous rapporterons plus loin,
que non-seulement la scoliose du premier degré est curable
dans presque tous les cas, mais encore que l'on peut très souvent obtenir des résultats complets dans des déviations avancées du deuxième degré, et que, lorsque la déformation osseuse a pris de grandes proportions, il est encore possible d'arriver à des améliorations très importantes.

Admettant, comme nous l'avons déjà dit, que les déviations
latérales du rachis sont, le plus souvent, le résultat d'altérations ligamenteuses, et que par la suite, et d'une manière tout-
à-fait secondaire, le système musculaire peut prendre une certaine part à la difformité, quels sont ceux de ces tissus qui
agissent le plus directement dans le développement de la
scoliose? Ce sont ceux qui se trouvent le plus immédiatement
en contact avec la colonne vertébrale, c'est-à-dire toutes les
parties aponévrotiques et ligamenteuses périphériques correspondant aux incurvations, et, en second lieu seulement, certaines portions du tissu musculaire le plus voisin. Les parties
correspondantes du transversaire épineux pourront être des
premières attaquées dans leurs ligaments, de même que les
ligaments du long dorsal et du sacro-lombaire, dont les filets
s'insèrent aux apophyses transverses, articulaires et épineuses.

D'un autre côté, la torsion jouant, comme nous l'avons vu,
un rôle considérable dans le développement de la scoliose,
les indications à remplir au point de vue d'un traitement
vraiment rationnel nous paraissent maintenant faciles à
établir.

On doit, avant tout, chercher à produire un mouvement de
torsion inverse à la torsion pathologique; il faut, de plus, détruire, autant que possible, les rétractions ligamenteuses en

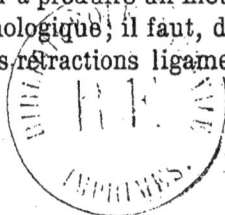

3

allongeant et assouplissant les tissus lésés; enfin, on doit aussi avoir pour but de créer, dans les faisceaux musculaires opposés aux concavités, une force capable de maintenir le redressement à mesure qu'il se produit et de permettre aux vertèbres déformées de se reconstituer dans une certaine limite. La détorsion du rachis étant le point capital de notre traitement, c'est sur lui que doivent se concentrer presque tous les efforts; les courbures se redressent alors souvent d'elles-mêmes, tandis que si l'on essaie d'agir sur elles, sans avoir égard à la torsion des vertèbres, on n'obtient aucun résultat.

N'ayant rien à espérer des divers moyens employés jusqu'ici pour agir sur la torsion; les grands muscles du tronc ne pouvant produire, dans ce sens, aucune action utile, il nous restait une tentative à faire, celle d'obtenir, par l'intermédiaire du faisceau musculaire sacro-spinal, dont les nombreuses divisions et subdivisions se rattachent à tous les points de la colonne, une action susceptible d'agir directement sur les vertèbres tordues en les tirant par leur levier le plus puissant, c'est-à-dire l'apophyse épineuse, et amener ainsi une détorsion du rachis et à développer, toujours au moyen de ce même faisceau, une force tendant à redresser les incurvations.

La plupart des exercices que nous faisons exécuter pour remplir ces différentes indications ayant été décrits avec soin, et les principes de notre méthode ayant été longuement développés dans les mémoires que nous avons publiés en 1859, 1862, 1870 et dans la thèse que nous avons soutenue en 1868, nous n'indiquerons que les points principaux de notre traitement. Nous sommes, du reste, convaincus que les renseignements que nous allons donner suffiront pour conduire à une bonne pratique ceux de nos confrères qui voudront s'occuper de cette question.

Dans la scoliose simple, il faut, par des mouvements particuliers, faire entrer en action, soit le sacro-spinal droit, soit le sacro-spinal gauche au point et dans le sens voulu. Ces actions obtenues, on les maintient pendant un certain temps, puis on fait entrer les muscles contractés à l'état de relâchement. Après une pose d'un instant, on produit de nouvelles contractions, et ainsi de suite pendant tout le temps que l'on croit nécessaire. Il n'est pas utile de produire cette action sur toute l'étendue de la colonne, il suffit de l'obtenir sur un des principaux points. La pratique fait rapidement connaître quelle est la partie du rachis sur laquelle on peut agir le plus efficacement dans les nombreuses variétés de scolioses.

Pour que ces différents mouvements puissent avoir toute l'efficacité désirable, il faut qu'ils soient concentrés dans les muscles sacro-spinaux en y faisant participer, le moins possible, les autres muscles du tronc.

L'action que nous venons de signaler suffit pour amener une amélioration dans presque tous les cas, et même pour obtenir une guérison complète de déviations légères. Mais, dans les cas graves où il existe une torsion déjà avancée et des courbures très accusées, si on se bornait à la faire exécuter telle que nous venons de l'indiquer, c'est-à-dire en faisant agir les faisceaux sacro-spinaux dans leur ensemble, il arriverait bientôt un moment où il ne se produirait plus aucune amélioration, car ce faisceau se compose en réalité de plusieurs muscles distincts, qui, quoique ayant une base commune, ont des actions séparées et très différentes. Il faut nécessairement alors, si l'on veut avancer, perfectionner l'action en la décomposant en quelque sorte. Il faut surtout que l'action du transversaire épineux se produise, dans certains cas, seule et avec une grande énergie.

On arrive à remplir ces indications par l'étude des effets que produisent les différents muscles du tronc et en particulier ceux qui font partie du faisceau sacro-spinal; en isolant, autant que possible, l'action des muscles qui doivent agir des autres muscles qui les avoisinent ou dont on craint la participation; en observant les attitudes propres à favoriser le résultat que l'on désire obtenir.

Indépendamment des attitudes, on doit procurer au sujet qui exécute les mouvements différents points d'appui nécessaires à leur production en tenant les bras avec les mains pendant l'action. On arrive, par là, à guider et à diriger les mouvements, soit en les élevant ou les abaissant, soit en les écartant plus ou moins.

Dans la production de ces différents mouvements, il est un danger pour le praticien contre lequel il doit se mettre constamment en garde; c'est de ne pas se laisser séduire par des apparences trompeuses ; un grand nombre d'actions musculaires pouvant produire des effets qui simulent ou qui masquent ceux que l'on cherche à obtenir. On doit toujours avoir l'œil fixé sur la colonne vertébrale pendant leur exécution, de crainte d'être trompé sur leur valeur ; car l'enfant le plus docile cherche toujours à exécuter le mouvement de la manière la plus facile. Aussi, pendant toute la durée des exercices le sujet est-il placé debout, devant nous, le dos à découvert ; nous pouvons ainsi nous assurer facilement qu'il a compris ce que nous lui demandons et constater que la contraction des muscles sacro-spinaux s'effectue comme nous le désirons.

Nous avons dit aussi qu'il était indispensable, pour arriver à un redressement complet, de détruire toutes les résistances produites par la rétraction dans les tissus lésés en allongeant et assouplissant ces tissus. Les différents mouvements que les sujets exécutent pour amener la détorsion du rachis agissent, il est vrai, pour remplir ce but, mais ils n'agissent que dans une certaine mesure ; il est d'autres manœuvres plus avantageuses pour lutter contre cet élément particulier de la scoliose.

Pour qu'un tissu rétracté puisse être allongé d'une manière véritablement efficace, il ne suffit pas que l'allongement aille jusqu'à sa portée dans l'état de repos, il faut qu'il soit poussé plus loin.

L'allongement qu'on cherche à produire doit nécessairement, pour être utile, s'étendre non-seulement au-delà de la portée de repos, mais encore être produit par une force qui, s'augmentant par son action même, arrive successivement jusqu'à la limite voulue, et qui soit en même temps susceptible de maintenir les progrès au fur et à mesure qu'ils sont obtenus, c'est-à-dire que cette force ne peut être qu'une action musculaire souvent répétée et seule susceptible de s'accroître par le fait même de son action.

L'allongement passif résultant des moyens mécaniques ne peut remplir les différentes indications que nous venons de signaler, et les agents mécaniques, loin de produire une force capable de maintenir les résultats obtenus, même dans la limite la plus restreinte, aboutissent à un effet contraire par la longue immobilité à laquelle ils condamnent les différents muscles du tronc.

On arrive à un allongement vraiment efficace en agissant directement sur la colonne vertébrale pour lui faire exécuter certaines évolutions, lesquelles ne peuvent avoir lieu sans que les tissus lésés s'allongent au-delà de leur portée dans l'état de repos. Ces évolutions consistent principalement dans des mouvements qui l'obligent à s'étendre et à se tourner sur elle-même, dans le sens voulu, pour que les tissus qui s'y trouvent fixés d'une vertèbre à une autre, ou d'une vertèbre à une côte, soient contraints d'éprouver le plus grand allongement possible. Certains exercices, dans la position horizontale, sont excellents pour atteindre ce but (1), comme nous l'avons montré dans une communication faite à la Société de chirurgie de Paris (2).

De même que les exercices qui agissent pour amener la dé-torsion, ces derniers mouvements doivent être répétés et renouvelés chaque jour. Ce n'est que par l'effet de ces efforts incessants et soutenus que le minime bénéfice, résultant de chaque séance, peut finir, en se multipliant, par ramener les tissus lésés à leur état normal, et par suite redresser entièrement la colonne vertébrale.

La règle à suivre pour la durée des différentes actions musculaires successivement répétées, soit pour obtenir l'allongement, soit pour produire la détorsion, a pour base la donnée

(1) « Les exercices dans la position horizontale sont excellents. Ils ont « été mis en lumière par le docteur Dubreuil-Chambardel. » (Dr DE SAINT-GERMAIN, chirurgien de l'hôpital des enfants, Paris, Loc. cit., page 315).

(2) Le docteur Ph. Dubreuil-Chambardel, mon père, fit il y a quelques années, à la Société de chirurgie de Paris, une communication au sujet d'une manœuvre de flexion latérale fréquemment employée dans notre institut dans le traitement de la scoliose. Voici en quoi elle consiste : « Le malade est couché latéralement, soit sur une table, soit sur les ge-« noux de l'opérateur, de manière que sa crête iliaque affleure le bord « de la surface de soutien. Il vous semble d'abord que l'avant-train, ainsi « suspendu dans l'espace, va être situé de façon que son poids combatte « les effets de la courbure principale et qu'il efface cette dernière en s'in-« clinant graduellement. Le docteur Dubreuil-Chambardel admet cet « effet, mais ce n'est pas sur cela qu'il compte. Il fait travailler égale-« ment les deux côtés et opère le redressement, non par l'inclinaison en « sens contraire, mais par l'élongation de l'axe spinal. Il prétend agir « en tirant sur les deux extrémités de l'arc, et je dois dire qu'il y réussit « dans une certaine mesure. Sa méthode ingénieuse et son habile prati-« que peuvent donner de très bons résultats sous la direction d'un « homme de l'art expérimenté. » (Dr DE SAINT-GERMAIN, loc. cit.).

suivante : ne jamais arriver à produire une fatigue prononcée, et, dès les premiers signes sérieux de lassitude, s'arrêter. Les exercices seront donc proportionnés aux forces du sujet et graduellement augmentés.

Il est quelques moyens accessoires qui pourront venir en aide au traitement ; jamais scoliose, même légère, n'a été guérie par l'emploi isolé de ces moyens. Mais comme ils peuvent, dans des cas particuliers, rendre certains services, ils ne devront pas être négligés ; ainsi :

Le décubitus dorsal, sur un simple plan incliné, pendant quelques heures seulement de la journée, pour reposer le sujet après ses exercices et soulager le rachis du poids du corps, sera un auxiliaire presque toujours utile, surtout dans les scolioses qui n'ont pas encore pris un grand développement.

L'hydrothérapie, les douches, seront spécialement indiquées, dans certains cas, pour fortifier le système musculaire et particulièrement les muscles du rachis. Il n'en est pas de même des bains de mer, souvent conseillés, et qui donnent généralement de mauvais résultats chez les petits scoliotiques d'un tempérament nerveux.

L'électricité sera employée avec avantage, si les muscles spinaux, d'un coté, ont perdu leur contractilité, la guérison de cette paralysie fera disparaître la flexion produite par la contraction de leurs antagonistes ; mais la déformation subsistera. Ce moyen donnera encore de bons résultats dans l'atrophie du grand dentelé et du rhomboïde qui accompagne quelquefois la scoliose.

Enfin, avec le traitement orthopédique proprement dit, un traitement général sera presque toujours indiqué. On devra chercher à accroître l'énergie vitale, l'activité des fonctions. Toute la matière de l'hygiène devra concourir à ce but. On relèvera les forces à l'aide du régime et des divers médicaments toniques et analeptiques, tels que le fer, l'arsenic, le quinquina, l'huile de foie de morue, le phosphate de chaux, etc. S'il existe un vice de l'organisme, lymphatisme, scrofule, rachitisme, on s'adressera aux moyens spéciaux qui conviennent particulièrement à ces états.

Le traitement dont nous venons de tracer à grands traits les principaux points, permet d'obtenir, assez rapidement, des guérisons complètes et définitives de scolioses qui n'ont pas encore pris des proportions considérables, c'est-à-dire dans celles ou la déformation osseuse peut encore être rétablie par la détorsion du rachis et le redressement des incurvations.

Dans les scolioses plus avancées, de 3, 4 et 5 centimètres de flèche, avec torsion considérable et, par suite, déformations osseuses très prononcées, si nous n'obtenons pas toujours des redressements complets, on peut du moins, par la pratique que nous venons de signaler, arriver à des résultats qui dépassent de beaucoup ceux que l'on aurait pu espérer par l'emploi des méthodes ordinaires, dont les effets, le plus souvent nuls ou très médiocres, ne dédommagent jamais des tourments qu'ils ont causés.

Les résultats que nous obtenons sont définitivement acquis; car, n'étant du à aucune pression, ni à aucun allongement forcé, le sujet traité ne doit le retour de l'harmonie des formes qu'au retour de l'harmonie des forces. Les récidives ne sont donc presque jamais à redouter.

Nous reviendrons, dans nos conclusions, sur ces points importants et nous chercherons à préciser, autant que possible, quelles sont les limites dans lesquelles des guérisons complètes peuvent être obtenues, et celles où l'on ne doit compter que sur des améliorations plus ou moins importantes.

# FAITS PRATIQUES

Dans l'exposé des faits qui vont suivre, nous avons surtout cherché à ne produire que des cas offrant un réel intérêt au point de vue pratique. Les enfants, qui font le sujet des observations que nous allons rapporter, ont pu être suivis pendant un temps assez long après leur traitement, ce qui nous permet de certifier que les résultats acquis se sont parfaitement maintenus. Nous aurions voulu pouvoir indiquer le nom et l'adresse des malades qui en sont l'objet, mais la plus grande discrétion doit être observée pour des traitements de ce genre que la plupart des parents cherchent à tenir secrets. Nous sommes donc forcés de n'indiquer le nom des enfants que par de simples initiales, à l'exception seulement de quelques cas où nous pourrons donner des renseignements plus étendus sans nous exposer à blesser de justes susceptibilités. Du reste, nous nous ferons un véritable plaisir de faciliter à tous les médecins que cela pourrait intéresser les moyens de vérifier les faits que nous avançons, plusieurs familles nous ayant manifesté le désir de faire connaître les résultats qui ont été obtenus.

Nous avons fait suivre un certain nombre de ces observations de réflexions qui seront d'une grande importance pour tous ceux qui s'occupent d'Orthopédie.

On a cherché à diviser la scoliose en plusieurs degrés : ces divisions sont assez arbitraires et ne présentent pas une grande importance au point de vue pratique. Cependant, pour la commodité du langage, il est indispensable d'admettre, avec MM. Bouvier et Bouland, trois périodes dans la marche de cette difformité.

Nous reconnaitrons donc :

« 1° Une première période, ou degré léger, caractérisée, dans
« le plus grand nombre de déviations, notamment dans toutes
« celles qui sont doubles dès le début, par la rectitude appa-
« rente de l'épine, examinée à la région postérieure du tronc ;
« mais ce caractère manque dans les courbures uniques qui,
« succédant à une flexion permanente, se voient en arrière,
« dès leur origine, comme l'attitude qui les a produites.

« 2° Une deuxième période, ou degré moyen. Cette seconde
« période commence quand les courbes sont indiquées par la
« déviation des apophyses épineuses. Pour les courbures qui
« se voyaient en arrière dès la première période, la deuxième
« a pour caractère l'apparition d'une seconde courbe dessinée
« par les apophyses.

« 3° Une troisième période, ou degré qu'on peut appeler *fort*
« ou extrême. Lorsque, comme il arrive très fréquemment, les
« deux courbures restent à peu près égales l'une à l'autre dans
« la première période, ainsi que dans la seconde, la troisième
« est ordinairement marquée par l'accroissement prédomi-
« nant de l'une des courbures, le plus souvent de la dorsale, qui
« devient la principale, comme si elle avait été au début la
« plus forte ou même la seule distincte pendant la vie.

« C'est dans cette troisième période que se prononce, dans la
« forme de scoliose la plus commune, cette grande inclinaison
« de la moitié inférieure du rachis, qui déjette le tronc latéra-
« lement dans le sens de la convexité des courbures dorsales
« principales, et, à ce titre, cette époque de l'évolution de la
« scoliose peut être appelée la *période d'inclinaison ou de*
« *déjettement du tronc.* »

(BOUVIER et BOULAND, article *Déviations du Rachis*
du *Dictionnaire encyclopédique des Sciences
médicales*, page 613.)

Nous le répétons, il ne faut pas ajouter une trop grande importance à cette division : il est en effet assez difficile, comme on vient de le voir, de séparer ces trois périodes par des caractères bien tranchés et de fixer une limite au deuxième degré, par exemple, ou de dire d'une manière précise où commence ce même degré. Aussi, voyons-nous un certain nombre d'auteurs faire rentrer beaucoup de déviations du premier dans le deuxième degré ou de celui-ci dans le troisième.

MM. Bouvier et Bouland, entre autres, admettent, et nous partageons leur opinion, que la *torsion* existe dès le début de la scoliose et par suite dans les déviations du premier degré, tandis que Malgaigne admettait que des inflexions latérales, même assez prononcées, pouvaient exister *sans torsion* et ne faisait commencer la *deuxième période* qu'avec *la torsion*.

La division de la scoliose en trois degrés est certainement insuffisante; car, si l'on voulait donner une idée exacte de chaque cas, il faudrait un bien plus grand nombre de classes; mais comme cette division est admise par la plupart des orthopédistes, nous nous y conformerons.

## OBSERVATION PREMIÈRE

M$^{lle}$ M. W. est entrée dans notre établissement, sous la recommandation du docteur Despine, qui avait vivement engagé la famille à nous confier le traitement de cette enfant.

Cette jeune fille était atteinte d'une déviation offrant tous les caractères bien accusés d'une scoliose du premier degré (2$^{me}$ degré de Malgaigne).

L'épine présentait une double courbure : l'une, dorsale, très étendue et à convexité droite avec flèche (1) de 1 cent. 50, était

(1) Pour obtenir la flèche des courbures, voici comment nous agissons : le sujet étant debout, nous tendons un fil de la septième vertèbre cervicale ou proéminente à la rainure interfessière ; puis, à l'aide d'une règle graduée, nous mesurons la distance de cette ligne au sommet des apophyses les plus déviées.

accompagnée d'un mouvement de torsion assez notable ; l'autre, lombaire, moins importante, était à convexité gauche avec flèche de 1 cent. L'épaule droite était plus forte que la gauche ; l'omoplate droite beaucoup plus élevée ; son angle inférieur formait une saillie assez prononcée en arrière. L'épaule gauche était très sensiblement déprimée ; le flanc droit excavé rendait la hanche plus saillante de ce côté. La saillie lombaire était exagérée à gauche.

Cette jeune fille, âgée de quatorze ans, avait toujours joui d'une santé parfaite.

Après cinq mois de traitement, dans notre institut, la taille de cette jeune personne ne laissait absolument rien à désirer. M^lle W., aujourd'hui mariée et mère de famille, a conservé tous les avantages acquis par le traitement, c'est-à-dire que le résultat s'est parfaitement maintenu et que sa taille est irréprochable. (1)

## OBSERVATION II

M^lle X., d'Avignon, âgée de sept ans, présentait, lorsqu'elle nous fut confiée, une scoliose normale assez grave du premier degré.

La courbure dorsale principale, comprenant à peu près toutes les vertèbres de la région, offrait une flèche de 1 cent. 40. La courbure inférieure, moins accentuée et à convexité gauche, était formée par les dernières vertèbres dorsales et les premières lombaires ; la flèche n'était que de 0 cent. 80. Les saillies de l'épaule et de la hanche droite étaient très accusées, l'angle inférieur de l'omoplate droite porté en haut, et, l'épaule gauche déprimée et abaissée.

La masse sacro-lombaire formait une saillie assez prononcée à gauche.

(1) « Je puis assurer que M^lle M. W., mariée et mère actuellement de deux « enfants, que M^lle J. C., ainsi que les autres malades que j'ai adressées au « docteur E. Dubreuil-Chambardel, sont parfaitement droites ; on ne se « douterait pas qu'elles ont été atteintes d'incurvations de la colonne. Ces « succès ont été complets. Je crois que les déviations de la taille viennent « de rétractions ligamenteuses et que le meilleur moyen pour les guérir « est d'allonger les tissus lésés. » — D^r DESPINE, de Marseille.

Le sternum paraissait un peu déformé et la poitrine déprimée à droite.

Le début de la maladie remontait à un an environ. La mère était d'un tempérament très lymphatique, mais bien constituée ; le père d'une santé assez délicate. Le frère de cette jeune fille avait suivi avec succès, dans notre institut, un traitement pour une scoliose prononcée du deuxième degré.

Après quatre mois et demi de traitement, la colonne vertébrale était tout-à-fait droite et l'harmonie des formes absolue des deux côtés du rachis ; ce résultat très satisfaisant s'est parfaitement maintenu.

M^{lle} X. nous avait été adressée par le docteur Lauriol. (1)


## OBSERVATION III


M^{lle} A. D. nous fut adressée par le docteur Barthélemy, pour combattre une déviation qui inquiétait déjà très vivement la mère de cette enfant.

Cette jeune fille présentait une scoliose à deux courbures. La courbure principale comprenait les sept ou huit premières vertèbres dorsales, avec flèche de 1 cent. 30. La courbure lombaire, à convexité gauche, était moins importante.

Il existait une voussure assez prononcée à droite, à la région dorsale, et une saillie anormale de la masse lombaire à gauche ; l'épaule droite était plus saillante et plus volumineuse que la gauche qui se trouvait très sensiblement affaissée ; la hanche droite formait une saillie très accusée par suite de l'excavation du flanc droit.

Cette jeune fille, âgée de huit ans, était très développée pour son âge. Le père et la mère étaient forts et bien constitués. Le

(1) « Les divers malades que j'ai adressés au docteur Dubreuil-Chambardel, soit de Marseille, soit d'Avignon ou des environs, ont tous obtenu, sans exception, des résultats excellents, vainement demandés aux agents mécaniques. Avec la conviction la plus sincère, je déclare que je trouve la méthode du docteur Dubreuil-Chambardel supérieure comme résultats et surtout plus rationnelle que celle qui consiste à employer les appareils. » — D^r LAURIOL, chirurgien en chef de l'Hôtel-Dieu d'Avignon.

début de la déviation, au dire de la mère, remontait à un an et demi environ.

Après deux mois de traitement, la taille de cette enfant était dans d'excellentes conditions et vraiment irréprochable.

Nous avons revu cette enfant quatre ans après et nous avons pu nous assurer que le résultat se maintenait parfaitement.

Nous devons ajouter que par son intelligence et son zèle à exécuter les différents exercices qui lui étaient demandés, cette jeune fille a contribué, dans une certaine limite, à abréger la durée du traitement. (1)

Dans les observations que nous venons de citer, observations qui peuvent être contrôlées auprès des médecins qui ont engagé les parents à nous confier les enfants, la déformation osseuse, sans être importante, était évidente, les courbures étaient bien dessinées et la torsion bien accentuée. Ces déviations pourraient donc être considérées comme faisant partie du deuxième degré de Bouvier.

Ces scolioses livrées à elles-mêmes eussent certainement fait des progrès rapides et l'enfant eût pu arriver aux dernières limites de la difformité. Nous avons eu maintes et maintes fois l'occasion de suivre pendant des années la marche toujours fatalement croissante de la déviation, et ce n'est que dans des cas tout-à-fait exceptionnels que nous l'avons vue s'atténuer par les progrès de l'âge, même quand la difformité n'était qu'à sa première période.

## OBSERVATION IV

Mlle C. J., de Nîmes, nous fut présentée, pour une déviation qui commençait à alarmer sérieusement la famille.

Cette jeune fille, âgée de treize ans et demi, très développée pour son âge, mais cependant assez délicate, n'avait jamais eu de fièvres éruptives et ne présentait aucun antécédent de ra-

---

(1) « Après deux mois de traitement, dirigé par le docteur E. Dubreuil-« Chambardel, l'enfant guérit complétement et n'a pas eu de rechute. » — Dr L. BARTHÉLEMY.

chitisme. Le père et la mère étaient parfaitement constitués.

Les parents faisaient remonter la déviation à un an environ, époque où ils avaient pu constater une saillie manifeste de l'épaule et de la hanche droites; mais il est probable que la maladie était plus ancienne. Voici quel était l'état de cette déviation :

Il existait une scoliose à deux courbures, à convexité droite dans la région dorsale, et à convexité gauche dans la région lombaire. Ces deux courbures n'étaient pas très accentuées : la flèche de la courbure dorsale n'était que de 1 cent. 70; la courbure lombaire compensait à peu près la première, avec une flèche de 1 cent. 20.

Cependant la torsion, dans ces deux courbures, était très accusée et se traduisait par une voussure très exagérée des côtes à droite, repoussant l'angle inférieur de l'omoplate fortement en arrière et en haut; et, à la région lombaire, par une saillie très marquée de la masse commune à gauche.

L'épaule gauche était très sensiblement affaissée; le flanc droit assez excavé, le gauche beaucoup plus plein et plus droit qu'à l'état normal; la saillie de la hanche droite très évidente; enfin, la poitrine était beaucoup plus développée à gauche.

Aucun traitement particulier n'avait été entrepris au moment où cette jeune fille nous fut confiée. Le traitement, suivi avec une grande énergie, a eu, dans les deux premiers mois, beaucoup de peine à triompher de la torsion qui opposait une résistance considérable. Après trois mois de traitement, une amélioration très sensible existait sous ce rapport, mais les courbures étaient toujours assez marquées. A la fin du quatrième mois, les progrès sont devenus très rapides, et, après neuf mois de traitement, la taille de cette jeune fille ne laissait rien à désirer. La colonne était parfaitement droite et la symétrie absolue des deux côtés du rachis.

La poitrine, un peu rétrécie au début du traitement, s'était beaucoup développée.

Etant à même de voir souvent cette jeune fille, nous pouvons certifier que le succès s'est parfaitement maintenu (1).

_____

(1) « J'ai eu l'occasion d'examiner M^lle C. J. trois ans après la fin du « traitement auquel elle avait été soumise par le docteur E. Dubreuil-Cham- « bardel, et je me plais à reconnaître qu'il n'existait plus trace de sco- « liose et que la rectitude de la colonne vertébrale était parfaite. » — D^r HAHN.

Nous trouvons dans cette observation tous les caractères bien accusés d'une déviation latérale grave du deuxième degré. Mais ce qui doit frapper l'attention, c'est la présence d'une torsion relativement considérable existant avec des incurvations peu accentuées du rachis.

Ce cas se présente cependant assez souvent dans la pratique et nous avons pu observer un certain nombre de sujets où, avec une torsion relativement très forte, il n'existait pas de courbures latérales ou seulement des incurvations très légères.

Ce sont quelquefois les effets de la torsion qui mettent sur la voie de la déviation lorsqu'il n'existe pas encore de courbures visibles aux apophyses épineuses : aussi quand une saillie latérale se répète aux régions dorsale et lombaire, et en sens inverse, on ne peut guère mettre en doute l'existence d'une scoliose. Cette inégalité des deux côtés du tronc, surtout à la région postérieure, existe presque toujours avant la déviation visible des apophyses épineuses, et ces apophyses épineuses peuvent rester en ligne droite pendant un temps plus ou moins long, quoique les corps vertébraux décrivent déjà une ou plusieurs courbures et aient subi un mouvement de rotation très notable sur leur axe. (Bouvier et Bouland, *loc. cit.*)

La déviation du corps des vertèbres n'est jamais en rapport avec celle des apophyses épineuses, surtout au début.

Il en est de même de la torsion qui est d'abord subie par les corps vertébraux et en second lieu seulement par les apophyses épineuses. De ce que les apophyses épineuses n'obéissent pas d'une manière absolue à la rotation des corps vertébraux, il résultera que leur déformation ne traduira que d'une manière imparfaite la déviation de la partie antérieure de la colonne vertébrale. (Malgaigne, *loc. cit.*)

La torsion débute presque toujours avec la déviation latérale et suit la même marche que cette dernière. Cette torsion est un phénomène constant ; elle est, pour ainsi dire, inséparable de la scoliose essentielle. Bouvier avance qu'il ne connaît aucun exemple de courbure latérale sans rotation des

vertèbres sur leur axe, et il ajoute que « les scolioses les plus
« simples dans leur mode de production, telles que les pleuré-
« tiques, ont toujours présenté un certain degré de torsion. »
(*Leçons cliniques sur les maladies chroniques de l'appareil
locomoteur.*)

Il ne faut pas cependant être trop exclusif et nous croyons
qu'il est des cas, très rares à la vérité, où des courbures latérales ont pu se développer sans être accompagnées d'un mouvement de torsion des vertèbres.

Nous insistons sur ces faits ; car, faute d'être bien observées,
des scolioses cependant bien dessinées ont pu être méconnues
ou niées pendant un temps assez long, temps précieux au
point de vue du traitement.

Les parents attentifs (que ne le sont-ils tous !) ne sont souvent mis sur la trace d'une déviation que par les saillies anormales que nous venons de signaler au dos et à la région lombaire. Les médecins devront donc, toutes les fois qu'ils seront
consultés en pareils cas, examiner les enfants avec le plus
grand soin et engager les parents à agir immédiatement, lorsque la torsion se traduira par des signes non équivoques aux
régions dorsale et lombaire. Si les enfants nous étaient confiés
à cette période de la maladie, les traitements seraient très
courts et les guérisons toujours certaines.


## OBSERVATION V


M{ll} J. C., de L., nous fut adressée par le docteur Silbert, médecin en chef de l'Hôtel-Dieu d'Aix, pour remédier à une scoliose déjà avancée du deuxième degré.

Les incurvations étaient celles de la scoliose normale. Une
courbure dorsale principale, à convexité droite, avec flèche de
2 cent. 80, comprenait presque toutes les vertèbres de la région. La courbure lombaire, secondaire, était un peu moins
prononcée. La torsion de l'épine sur son axe était bien accusée,
surtout à la région dorsale. L'épaule droite, très saillante, lais-

4

sait voir la difformité à travers les vêtements; l'épaule gauche, au contraire, paraissait assez déprimée. La masse sacro-
lombaire formait une saillie anormale très manifeste au
niveau de la courbure inférieure. On pouvait aussi constater,
à la région antérieure du tronc, des déformations disposées en
sens inverse de celles que nous venons de signaler à la région
postérieure.

Le flanc droit se trouvait profondément excavé.

Cette jeune fille, âgée de quinze ans, jouissait d'une santé
assez satisfaisante au moment où elle nous fut présentée; mais
il existait des antécédents rachitiques très sérieux.

Le début de la scoliose remontait, au dire des parents, à
l'âge de neuf ans; jusqu'à cette époque, la taille avait été parfaitement droite. De neuf à dix ans, la maladie avait fait peu
de progrès, mais au moment de l'apparition des règles, c'est-
à-dire à treize ans et demi, la déviation avait pris, en peu de
mois, un grand développement.

Un corset de fer avait été porté pendant plusieurs années
sans arrêter les progrès du mal.

Après huit mois de traitement, la guérison était complète et
la taille de cette jeune fille ne laissait rien à désirer. Depuis
lors, aucune crainte de récidive n'est venue alarmer la famille (1).

La Planche I est la reproduction des photographies prises
au début et à la fin du traitement.


## OBSERVATION VI


M. A. de F., de Montpellier, jeune garçon de douze ans, présentait, au moment de son entrée dans notre établissement,

(1) « D'après les renseignements que je viens de recueillir pour m'as-
« surer à nouveau des résultats du traitement du docteur Dubreuil-Cham-
« bardel, chez les malades que j'avais confiés à ses bons soins, ces résul-
« tats (guérisons complètes ou améliorations presque équivalentes à la
« guérison) se sont parfaitement maintenus et aucune récidive ne s'est
« produite chez ces sujets dont le développement et la croissance se sont
« effectués depuis d'une façon normale.

« Je suis heureux d'apporter ce témoignage à cette excellente méthode
« de traitement des déviations de la taille. » Dʳ SILBERT, médecin en
chef des hôpitaux à Aix (Bouches-du-Rhône).

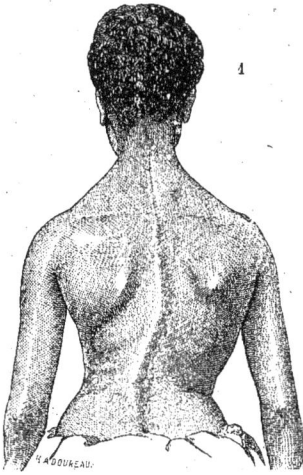

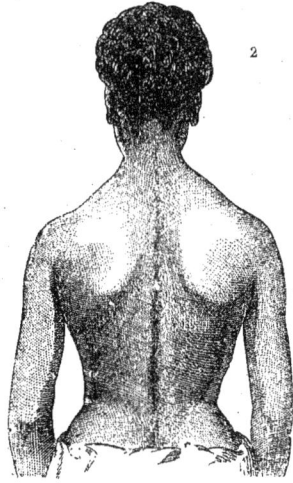

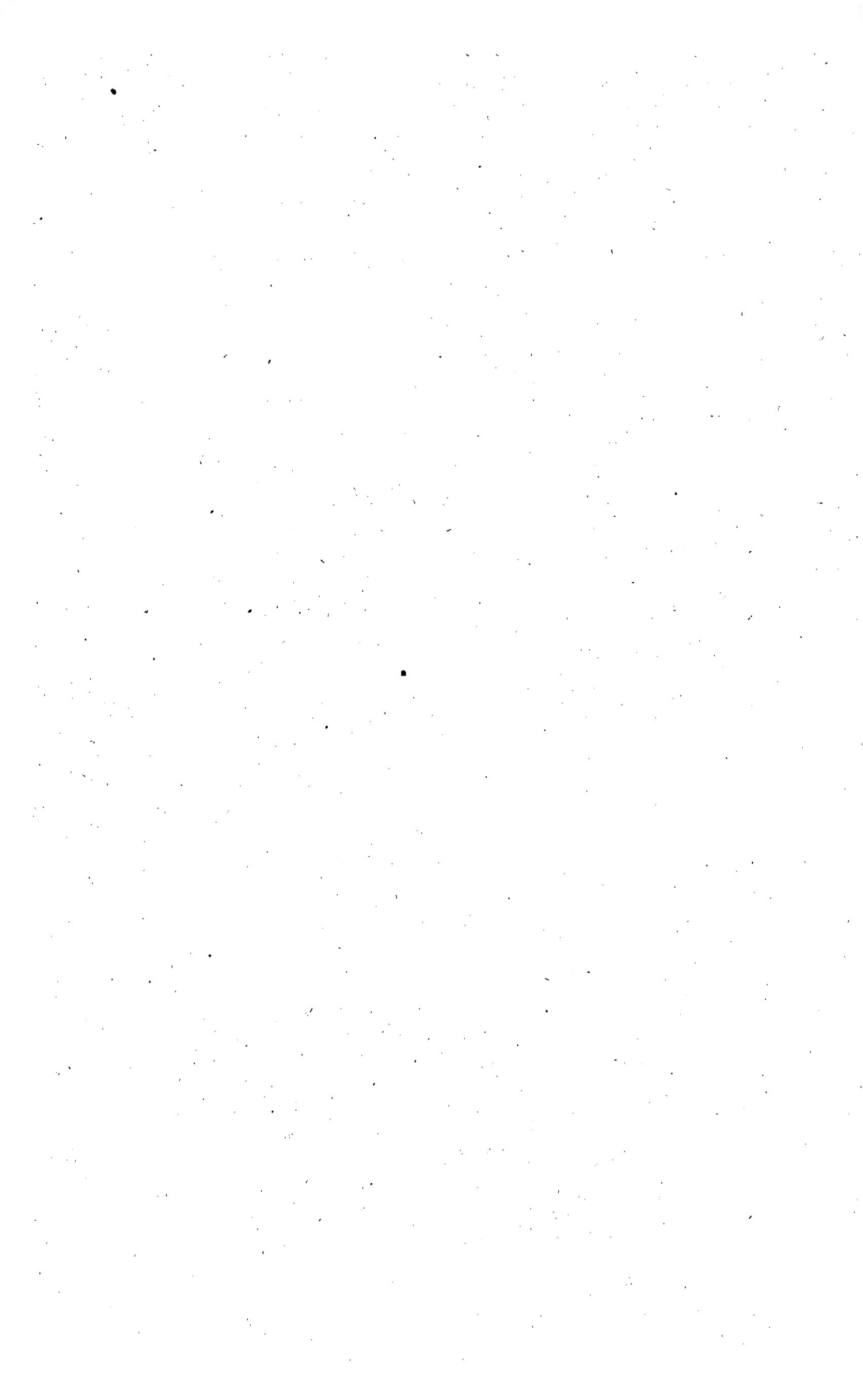

une déviation latérale à deux courbures ; la courbure supérieure à convexité gauche et la courbure lombaire à convexité
droite. Une ligne droite, tracée du sacrum à la 7ᵐᵉ vertèbre
cervicale permettait de constater un écart d'un cent. au moins,
au point le plus éloigné de la courbure dorsale et de plus d'un
1/2 cent. à la courbure inférieure. La torsion était manifeste
dans ces deux courbures, surtout dans la partie supérieure.

En dehors des incurvations latérales, on pouvait constater
une saillie très prononcée des 4ᵐˢ, 5ᵐᵉ, 6ᵐᵉ et 7ᵐᵉ vertèbres dorsales, qui produisaient, dans cette région, une voussure très
accentuée.

L'épaule gauche était plus élevée et plus saillante que la
droite qui se trouvait légèrement déprimée et abaissée. L'angle inférieur de l'omoplate gauche était repoussé en arrière et
en haut.

La hanche gauche était aussi plus saillante ; la région lombaire, très proéminente à droite, était affaissée à gauche, et le
flanc droit plus excavé du même côté. La poitrine se trouvait
dans des conditions normales ; cependant le sternum était un
peu déformé.

Les antécédents de cet enfant, au point de vue de la santé
générale, n'étaient pas très satisfaisants : il y avait eu, dans le
premier âge, des manifestations rachitiques qui avaient
alarmé assez vivement la famille, manifestations qui avaient
complètement disparu sous l'influence d'un traitement général et d'agents orthopédiques bien compris.

Jusqu'à l'âge de cinq ans, la colonne vertébrale était parfaitement droite ; mais, à cette époque, les parents purent constater, dans la santé générale, certains désordres qui n'avaient
rien de bien caractérisé.

Cette scoliose, d'après toutes ces circonstances, devait être
classée parmi celles qui appartiennent au premier degré
avancé, avec complication de cyphose dans la courbure dorsale. Après trois mois et demi de traitement, cet enfant a quitté
notre institut présentant une rectitude absolue de la colonne
vertébrale. La courbure antéro-postérieure qui existait à la
partie supérieure, avait aussi complètement disparu. D'après
les renseignements qui nous ont été transmis, il y a peu de
mois, le résultat se maintenait parfaitement et la taille continuait à ne rien laisser à désirer.

## OBSERVATION VII

M. E. C., de Lyon, jeune garçon de 11 ans, nous fut confié sur la recommandation du docteur Noack ; il présentait alors une déviation latérale à deux courbures : la courbure supérieure à convexité gauche comprenait les dernières vertèbres cervicales et les six premières dorsales ; les 4me, 5me et 6me vertèbres dorsales formaient une saillie assez prononcée. Au-dessous de la sixième vertèbre dorsale, on pouvait constater une dépression brusque très marquée, puis une légère incurvation à convexité droite comprenant les dernières vertèbres dorsales et les premières lombaires. Il existait une torsion très manifeste des corps vertébraux dans ces deux courbures, surtout dans la courbure supérieure.

Enfin, l'épaule gauche était plus saillante et plus élevée que la droite, qui se trouvait très sensiblement affaissée. La hanche droite était également beaucoup plus saillante que la gauche. La région lombaire, un peu déprimée à gauche, formait une saillie anormale à droite.

La distance qui sépare le bras du tronc était bien plus marquée à gauche qu'à droite, et le sternum, déformé et porté en avant, formait une saillie prononcée.

Cette scoliose pouvait être considérée comme du premier et même du deuxième degré ; mais elle ne présentait pas tous les caractères généraux de cette déviation. En dehors de la courbure dorsale qui se trouvait à convexité gauche, sans cause appréciable, on constatait, comme nous venons de l'indiquer, une saillie très grande de la hanche droite, puis une voussure formée par les 4me, 5me et 6me vertèbres dorsales.

Les parents, parfaitement constitués du reste, questionnés avec soin, nous dirent que les premières manifestations de cette déviation remontaient à deux ans. L'enfant, dans son tout jeune âge, avait été assez souffrant. Il avait eu une mauvaise nourrice et le sevrage avait été entrepris dans des conditions déplorables.

Il existait des antécédents de rachitisme assez prononcés. Indépendamment d'une déformation bien accusée du sternum, les jambes avaient été très courbées en dehors jusqu'à l'âge de quatre ans et demi ; elles étaient très droites quand ce jeune garçon nous fut présenté. De trois à neuf ans, l'enfant avait joui d'une santé parfaite et la taille n'avait rien laissé à désirer; mais, à partir de cette époque, les parents purent constater une légère déviation qui ne tarda pas à prendre des proportions inquiétantes.

Des corsets de fer portés pendant quinze mois et la gymnastique employée avec une grande persévérance n'avaient amené aucun résultat avantageux.

Cet enfant a suivi, sous notre direction, un traitement de quatre mois et demi. Sous l'influence de ce traitement, qui du reste n'a présenté rien de particulier, une guérison complète a été obtenue.

La poitrine, très étroite dans le principe, s'était fortement développée.

Des photographies, faites au début et à la fin du traitement, permettent de constater le résultat que nous venons de signaler. Ces photographies ont été présentées à la Société de chirurgie de Paris, séance du 25 février 1874 (1).

Ces deux dernières observations offrent de grands points de ressemblance. Dans les deux cas, le rachitisme n'a certainement pas été étranger au développement de la scoliose. Des courbures latérales du rachis peuvent, en effet, se développer après la guérison apparente du rachitisme, surtout à l'époque la plus ordinaire de l'apparition de la scoliose simple.

Sur deux cent quarante-deux enfants qui ont suivi, dans ces cinq dernières années, un traitement orthopédique dans notre établissement, pour des cas de scoliose et qui ont été examinés avec le plus grand soin, on pouvait constater quarante-neuf cas de déviations latérales, où l'influence rachitique ne pou-

(1) « Les résultats obtenus par la méthode du docteur Dubreuil-Chambardel parmi les malades que je lui ai adressés ont été tellement satisfaisants, sans exception, que, depuis longtemps, ma conviction est faite à propos de la préférence qu'elle mérite sur toutes les autres méthodes pratiquées en dehors d'elle. La détorsion méthodique de l'épine dorsale se recommande d'une manière incontestable par sa simplicité et sa rationalité. » — Dr NOACK.

vait être méconnue et où la courbure primitive s'était développée à peu près indifféremment à droite ou à gauche; dans vingt-huit cas, la convexité de cette courbure dorsale primitive s'est trouvée à droite et dans vingt-et-un cas à gauche.

Dans trente cas, la déviation avait été constatée avant l'âge de cinq ans : dans onze, de cinq à huit ans ; dans six cas, les enfants n'avaient présenté aucune trace de déviation avant l'âge de neuf ans ; dans deux cas enfin, la déviation était congénitale.

Nous admettons, quoique notre opinion ne soit pas généralement partagée, que le rachitisme peut se développer pendant la vie intra-utérine, et si l'on s'est trop hâté, comme le fait remarquer le docteur Léon Tripier, de le révoquer en doute, c'est qu'on manquait d'observations sérieuses pour être aussi absolu. La négation du rachitisme intra-utérin était bien plutôt systématique que basée sur l'observation impartiale des faits. (Article *Rachitisme du dictionnaire encyclopédique des Sciences Médicales*). Pour notre compte, nous avons rencontré plusieurs exemples de scolioses congénitales où l'influence rachitique ne pouvait être méconnue.

La scoliose de la première enfance est plus souvent due au rachitisme qu'on ne le pense en général, quoique le rachitisme produise bien plus rarement la courbure latérale que la courbure antéro-postérieure, *c'est-à-dire la cyphose*, ainsi que les autres difformités qu'elle entraîne à sa suite.

Si, dans la grande majorité des cas, les scolioses rachitiques se développent dans le premier âge, il ne faut pas non plus méconnaître son influence dans le développement des déviations latérales de l'épine à un âge plus avancé. Nous venons de voir que, dans six cas, aucune trace de courbure ou de torsion ne s'était montrée avant l'âge de neuf ans. Trois de ces enfants nous avaient été confiés de quatre à six ans pour remédier à des flexions considérables des jambes, flexions qui cédèrent du reste d'une manière complète sous l'influence d'un traitement orthopédique sérieux et d'un régime convenable ; il existait aussi chez ces enfants des déformations très accusées du sternum. Dans ces trois cas, il nous avait été impossible, après un examen des plus attentifs, de constater à cette époque la plus petite trace de déviation du rachis. Chez deux de ces enfants, deux garçons, la scoliose n'a commencé à paraître qu'à dix ans et à treize ans et demi. Les parents, que nous avions prévenus sur les craintes de déviation, vu les antécédents rachitiques, nous confièrent immédiatement leur enfant et le redressement complet de l'épine fut rapidement obtenu. Chez le troisième, jeune fille assez forte, la déviation ne commença à frapper l'attention des parents qu'à l'âge de quinze ans, après une croissance normale et une menstruation établie sans accident. Dans les trois autres cas, étrangers à notre ville, les parents nous ont affirmé d'une manière très positive que leurs enfants, atteints d'un rachitisme prononcé et ayant suivi un traitement très sérieux pour combattre cet état, n'avaient donné aucune crainte de scoliose jusqu'à l'âge de neuf et douze ans.

Aussi n'hésitons-nous pas à admettre que, dans ces cas, le rachitisme resté pour ainsi dire à l'état latent pendant un temps plus ou moins long, ou s'étant maintenu dans un état stationnaire pendant plusieurs années, a pu, à un moment donné, prendre un nouveau développement, sous l'influence de causes particulières, de façon à produire des altérations et par suite des courbures du rachis, courbures qui jusque-là n'existaient certainement pas. Notre opinion, à ce sujet, repose sur un grand nombre d'observations.

L'époque où se développe le rachitisme est beaucoup plus étendue qu'on ne le croit généralement. S'il est vrai que le rachitisme de la première enfance se montre de beaucoup le plus fréquent, si nous ne devons pas méconnaître (nous pourrions en citer plusieurs exemples), le rachitisme intra-utérin, le rachitisme de l'adolescence, ou rachitisme *tardif*, ne peut aujourd'hui être nié.

Il est des cas, et ils sont plus nombreux qu'on ne le pense, où certaines difformités, et très souvent des scolioses peuvent survenir chez les jeunes filles vers l'époque de la puberté et où l'influence rachitique peut seule être mise en cause.

Ollier a depuis longtemps attiré l'attention sur cette question et pu citer plusieurs observations où le rachitisme s'était manifesté pour la première fois à dix-sept et à dix-huit ans; le début remontait à deux ou trois mois au plus, souvent il n'y avait pas de cause. Comme l'enfance s'était passée sans orage, il désignait la maladie sous le nom de *rachitisme tardif* et ne la confondait nullement avec l'*ostéomalacie*. Le docteur Tripier, de Lyon, a pu recueillir depuis cinq observations analogues, qui, par un étrange hasard, portent toutes sur de jeunes garçons.

Si un grand nombre de déformations et surtout des scolioses tout à fait étrangères au rachitisme, mais liées à la croissance, ou à la puberté, ou influencées par elles, sont à tort rapportées au rachitisme, il n'est pas moins vrai que beaucoup de déviations de la colonne vertébrale ne reconnaissent pas d'autres causes.

Nous admettrons donc, avec notre honoré confrère Léon Tripier, qui a publié un excellent travail sur le rachitisme dans le nouveau *Dictionnaire encyclopédique des sciences médicales*, que, « jusqu'à preuve du contraire, l'âge où le rachi-
« tisme pourra se montrer encore assez fréquemment est celui
« qui correspond à l'adolescence, ce sera le *rachitisme tardif*.
« Le rachitisme peut se montrer à partir du troisième mois
« environ de la vie intra-utérine jusqu'à dix-huit ou vingt ans,
« pour les filles, et de vingt-deux à vingt-cinq ans pour les
« garçons. C'est-à-dire jusqu'à la croissance complète du sque-
« lette. » Aussi n'admettrons-nous plus, avec un grand nombre de médecins, que toutes les difformités, du moment où elles se rencontrent chez les jeunes filles, vers l'âge de la puberté, ne doivent plus passer pour des lésions appartenant au rachitisme.

## OBSERVATION VIII

M. W. H., jeune américain, agé de douze ans, présentait quand il nous fut confié, une scoliose des plus apparentes.

Les courbures au nombre de trois, étaient à convexité droite dans la région dorsale et à convexité gauche dans la région lombaire ; la troisième courbure, très légère, également à convexité gauche, siégeait à la région cervico-dorsale.

La flèche de la courbure dorsale était de 2 cent. 20, et celle de la courbure lombaire de 1 cent. 35. La torsion, très manifeste dans ces différentes courbures, était très accentuée dans la région dorsale.

L'omoplate droite était surtout, par sa partie inférieure, fortement repoussée en arrière et en haut. L'épaule gauche était un peu déprimée, et le côté correspondant à la poitrine plus développé que le côté droit au même niveau.

La masse lombaire formait à gauche une saillie très apparente ; la hanche droite était plus saillante, et le flanc droit assez fortement excavé.

Après neuf mois et demi de traitement, toute trace de déviation avait disparu.

Le père et la mère, assez bien constitués du reste, attribuaient cette déviation, dont le début remontait à quinze mois environ, à une mauvaise attitude prise par l'enfant. Nous verrons plus loin quelle importance il faut accorder à ces attitudes vicieuses mises très souvent en cause par les parents dans le développement des déviations. (1)

(1) « La scoliose de M. W. H. était très sérieuse, et les méthodes ordi-
« naires employées avec soin, pendant une année, n'ayant pu améliorer
« son état, ni même arrêter les progrès de la déviation, le bien rapide et
« visible qu'il a éprouvé à la suite du traitement que le docteur E. Dubreuil-
« Chambardel lui a fait suivre, et son parfait rétablissement, sont des
« preuves très concluantes de la supériorité du système employé sur tous
« les autres. »
« Je considère cette cure, comme vraiment remarquable, et d'après
« cette guérison, ainsi que d'après celle de plusieurs scoliotiques, que j'ai
« connus et qui ont été traités par le docteur E. Dubreuil-Chambardel, j'en
« suis venu à être convaincu que sa méthode est la seule raisonnable dans
« le traitement des déviations latérales de la colonne vertébrale.— W. H.
« HARISON. Augusta (Géorgie).»

## OBSERVATION IX

M^lle A. C., âgée de douze·ans et demi, présentait, quand elle nous fut confiée, une déviation latérale bien accusée, du deuxième degré. La scoliose était encore à deux courbures. La courbure supérieure, à convexité gauche, était évidemment la courbure primitive ; elle comprenait les sept ou huit premières vertèbres dorsales. Une ligne droite tirée du sacrum à la dernière vertèbre cervicale faisait reconnaitre un écart de 2 cent. au point le plus prononcé de la courbure supérieure, et de 1 cent. 50 à la courbure lombaire.

La torsion se traduisait à la région dorsale par une saillie très marquée de l'épaule gauche et une dépression assez forte de l'épaule droite, et à la région lombaire par une saillie anormale de la masse commune à droite.

Le père et la mère étaient parfaitement constitués.

D'après les renseignements fournis par la famille, cette déviation remontait à l'âge de neuf ans, époque où cette jeune fille eut une fièvre typhoïde grave dont la convalescence fut longue et pénible. Avant cette maladie l'enfant avait toujours eu une santé parfaite et n'avait présenté aucune manifestation de rachitisme.

Le traitement orthopédique a été suivi dans les conditions ordinaires, et après sept mois le redressement de l'épine était complet. Ce résultat se maintient dans d'excellentes conditions.

M^lle A. C. nous avait été adressée par le docteur Magail, professeur de clinique obstétricale à l'école de médecine à Marseille.

Cette déviation s'était développée, comme on vient de le voir, durant la convalescence d'une fièvre typhoïde, convalescence qui avait été d'une très longue durée et qui avait présenté certaines complications. Il n'est pas très rare de voir une scoliose se développer à la suite de fièvres éruptives, surtout si la convalescence se trouve entravée par des causes particulières. Dans un certain nombre de cas, il peut y avoir simple coïncidence, mais il peut arriver aussi assez souvent que la déviation, inaperçue ou très légère au début de la maladie, ait fait tout-à-coup des progrès rapides. L'état morbide qui a précédé et l'influence de la débilité que cette maladie a laissée à sa suite peuvent bien certainement agir sur le développement de la scoliose et même être mis seuls en cause, s'il n'existait avant aucune apparence de déviation.

Nous tenons aussi à combattre une opinion, malheureusement trop répandue, c'est celle qui veut rendre compte des difformités de l'épine et en particulier de la scoliose par l'influence de certaines attitudes.

Un grand nombre de parents, et quelques médecins partageant cette idée, sont portés à faire remonter un grand nombre des déviations à de mauvaises attitudes prises par les enfants, bien que Delpech, Malgaigne et plusieurs autres orthopédistes distingués, aient depuis longtemps combattu cette manière de voir.

De mauvaises attitudes pourront à la longue agir comme cause déterminante, si le sujet est rachitique ou doué d'une mauvaise constitution. En dehors de ces cas, l'influence de l'attitude n'aura qu'un résultat à peu près nul.

Nous savons tous quelles sont les mauvaises attitudes que prennent journellement les garçons dans les pensionnats, et pourtant les scolioses sont assez rares chez ces derniers, même à un moment de la vie où les difformités de la taille se montrent si fréquentes chez les jeunes filles.

La tenue des jeunes filles, comme le dit encore Malgaigne, est cependant loin d'être irréprochable, les positions qu'elles prennent en cousant ou en jouant du piano, attitudes si souvent mises en cause, sont certainement bien préférables à celles que prennent les jeunes gens, surtout si nous avons affaire à des garçons peu studieux.

Nous le répétons, on a exagéré beaucoup trop cette influence des attitudes, surtout chez les jeunes filles ; elles ne sont ni assez constantes, ni assez prolongées pour agir comme cause occasionnelle de la déviation. Trop souvent, dans ces cas, les mauvaises attitudes ne sont que les premiers effets d'une scoliose à son début et l'on prend généralement l'effet pour la cause.

## OBSERVATION X

M$^{lle}$ de X., d'Aix (B.-du-R.), âgée de treize ans et demi, nous fut présentée le 7 décembre 1877. Cette jeune fille était atteinte d'une scoliose à deux courbures : la courbure dorsale était très accentuée, l'épaule droite assez fortement proéminente, l'omoplate soulevée par les côtes, et la hanche droite assez saillante par suite de l'excavation du flanc droit ; le flanc gauche était un peu plus plein qu'à l'état normal et la poitrine plus développée à gauche. En un mot, nous avions affaire à une scoliose parfaitement caractérisée du deuxième degré.

Le début de la déviation remontait à un an au moins. Les progrès étaient rapides depuis quelques mois. Il n'existait aucun antécédent héréditaire. M$^{lle}$ de X., d'une taille au dessus de son âge, était d'un tempérament un peu lymphatique, la santé générale paraissait cependant satisfaisante. Une croissance très rapide, surtout dans l'année qui avait précédé son traitement, avait eu certainement une influence fâcheuse dans les progrès de la déviation ; néanmoins, aucun traitement orthopédique n'avait été suivi. Neuf mois de traitement ont suffi pour obtenir un résultat aussi complet qu'on pouvait le souhaiter.

Ce cas nous avait été adressé par le docteur Gouyet. (1)

(1) « J'ai pu me convaincre par l'examen que j'ai fait chez M$^{lle}$ M. de « X., comme chez toutes les autres jeunes filles que j'avais adressées au « docteur E. Dubreuil-Chambardel, que la déviation a complètement dis- « paru, bien que les courbures fussent assez fortes ; Je dis plus, on ne « se douterait pas même qu'elle ait existé, tant la colonne vertébrale a « repris ses conditions naturelles. Ces résultats sont dûs incontestable- « ment aux moyens rationnels employés et à la direction des forces im- « primées aux leviers. Déjà chez presque tous les malades que je connais on « avait employé les corsets de fer, les tiges inflexibles et tous les appareils « de tortures qui constituaient et qui constituent ailleurs encore l'unique « traitement ; plusieurs même avaient fait sous la direction d'un maître « de gymnastique des exercices inconsidérés qui ne remédièrent à rien. « Je puis dire, maintenant que j'en ai la preuve, que le traitement du « docteur Dubreuil-Chambardel a réussi chez tous. — D$^r$ Gouyet, chi- « rurgien en chef des hôpitaux d'Aix. »

Nous pourrions rapporter encore un très grand nombre de scolioses graves du premier et du deuxième degré, pour lesquelles le résultat a été aussi complet que dans les cas que nous venons de citer.

Pour éviter des répétitions fastidieuses, nous nous sommes limité aux dix observations précédentes qui ont été suivies avec le plus grand soin après le traitement et qui présentent toutes un intérêt pratique.

L'examen attentif des cas que nous venons de citer suffira, nous en avons la conviction, pour faire apprécier l'efficacité de notre méthode de traitement dans la scoliose, arrivée à un degré déjà avancé. Chez tous les enfants qui font le sujet de ces observations une guérison complète a été obtenue dans un temps relativement très court, de deux à dix mois. Les agents mécaniques pourraient-ils donner de pareils résultats? Nous ne le pensons pas.

Les observations qui suivent vont présenter des caractères plus sérieux : les courbures deviennent plus accentuées, les déformations osseuses et la torsion jouent un rôle bien plus important dans la difformité. Ces différentes observations peuvent toutes être considérées comme faisant partie du deuxième degré à un point très avancé. Elles présentent pour le praticien un grand intérêt sous le rapport de la gravité de la déviation, mais surtout au point de vue du traitement qui a amené un redressement complet de l'épine, et rétabli l'harmonie des formes des deux côtés du rachis.

## OBSERVATION XI

M<sup>lle</sup> C., de Labarben (B.-du-Rh.), âgée de treize ans, d'une constitution un peu délicate, grande pour son âge, nous fut adressée par le docteur Mourret, pour remédier à une scoliose déjà avancée et qui inquiétait vivement les parents de cette jeune fille.

Voici quel était à cette époque l'état de la déviation : La colonne vertébrale présentait trois courbes parfaitement dessinées.

La courbure dorsale s'étendant de la quatrième à la onzième vertèbre dorsale présentait une flèche de 2 cent. 80. Une torsion très prononcée projetait fortement en arrière l'angle des côtes et exagérait leurs courbures.

La courbure lombaire était en sens contraire et présentait une flèche de 1 cent. 50, la torsion était également très prononcée à son niveau. Enfin dans la région cervicale, il existait une légère courbure à convexité gauche.

Les côtes gauches, dans la région dorsale, fuyaient en avant et en bas et l'omoplate du même côté était fortement abaissée. L'angle inférieur de l'omoplate droite était par contre porté en haut et en arrière.

Les lombes formaient une saillie très marquée à gauche, et étaient déprimés à droite.

Le flanc droit se trouvait profondément excavé, la hanche droite très saillante, le sternum un peu déformé, et le sein gauche plus proéminent que le droit.

Nous avions donc affaire à une scoliose grave du deuxième degré avec torsion très accentuée.

Après six mois de traitement la guérison était complète et il n'existait plus de trace de la difformité, la santé générale s'était aussi beaucoup fortifiée.

Nous avons été plusieurs fois à même d'avoir des renseignements sur les suites de cette guérison, le résultat s'est parfaitement maintenu et cette jeune fille mariée, et mère de famille, a conservé tous les avantages acquis par le traitement (1).

(1) « Le succès obtenu par le docteur Dubreuil-Chambardel, chez
« M^lle C., de Labarben, a été complet. A la fin du traitement, c'est-à-dire
« après six mois, le redressement était parfait, on ne constatait aucune
« trace des courbures et la santé générale s'était beaucoup fortifiée·
« L'enfant un peu maigrelette et grande pour son âge, avait alors repris
« de l'embonpoint. J'ai été vraiment surpris d'une guérison aussi prompte
« que parfaite.
« Depuis ce traitement, la santé de M^lle C. s'est toujours maintenue
« dans de très bonnes conditions, elle ne s'est jamais ressentie de la
« difformité dont elle avait été atteinte, et je puis affirmer que la guéri-
« son s'est parfaitement maintenue ». D^r MOURKET.

## OBSERVATION XII

M<sup>lle</sup> M.., de Béziers, d'un tempérament lymphatique, sujette à des palpitations et à des douleurs dans la région du cœur, nous fut adressée par le docteur Bourguet, pour une déviation qui donnait depuis quelque temps des craintes sérieuses à sa mère.

Cette jeune fille présentait une scoliose double avec forte torsion du rachis.

La courbure dorsale, la plus ancienne et à convexité gauche, comprenait presque toutes les vertèbres de la région : la torsion très forte dans cette courbure dont la flèche était de 2 cent. 70, repoussait les côtes en arrière qui formaient une saillie très marquée.

La courbure lombaire à convexité droite était moins prononcée, sa flèche était de 1 cent. 60. La saillie lombaire droite, due au relief de la masse sacro-lombaire soulevée par les apophyses transverses et costiformes, était très accusée. En pressant au niveau de la gouttière vertébrale gauche on pouvait enfoncer profondément le doigt sans être arrêté par les côtes, tandis qu'à droite, on les rencontrait promptement.

La région cervicale ne participait pas au mouvement latéral, mais elle était dirigée en avant et faisait pencher la tête sur la poitrine.

L'épaule gauche était beaucoup plus saillante que la droite et l'omoplate chassée en dehors et en arrière surtout par son angle inférieur. A droite, au contraire, les côtes se trouvaient attirées en avant et formaient en arrière une dépression très sensible.

La hanche gauche était très saillante et le côté gauche de la poitrine déprimé.

Cette jeune fille, âgée de quatorze ans, était d'une constitution assez délicate, d'un tempérament éminemment lymphatique ; son enfance avait été très difficile, sans avoir présenté cependant rien de bien notable. Une scarlatine survenue à huit ans ne présenta rien de particulier, la convalescence en fut seulement très longue ; dix mois après, il y eut quelques douleurs dans la région dorsale, mais très légères et ne présentant rien de fixe. La mère put constater à cette époque les premières manifestations de la scoliose se traduisant par des saillies anormales de l'épaule et de la hanche gauche. La marche de la déviation d'abord assez lente devint rapide de onze à treize ans; il y eut un peu d'oppression, puis des palpitations fréquentes, accompagnées de douleurs assez vives, mais passagères. La course et même la marche amenaient rapidement la suffocation.

Le traitement de cette jeune fille, nous donna beaucoup de peine dans le principe. L'enfant manquant d'énergie exécutait avec mollesse les différents mouvements que nous lui demandions; les courbures cédaient avec une assez grande facilité, mais revenaient à leur état primitif avec une rapidité désolante. Cependant après seize mois de traitement et un régime convenable, nous sommes arrivés à un résultat irréprochable : il n'existait plus de trace de torsion et la colonne vertébrale avait repris sa rectitude normale.

La santé générale s'était grandement améliorée et l'oppression avait disparu. Il existait bien encore quelques palpitations; mais des courses assez longues étaient possibles sans fatigue. Enfin le résultat était aussi satisfaisant que l'on pouvait le souhaiter.

Nous tenions beaucoup à ne pas perdre de vue, cette jeune fille, après son traitement, car nous avions quelques craintes de récidive. Nous pouvons affirmer que le résultat se maintient parfaitement (1).

---

(1) ..... « Je connaissais déjà les succès obtenus par le docteur Dubreuil-Chambardel. Les exercices que j'ai vu exécuter par M\ue M., sans ajouter à ma conviction, me firent entrevoir la clef de cette nouvelle méthode de traitement de la scoliose. Ce que j'ai lu m'a bien mieux expliqué ce qui se passe. Cette action musculaire formant l'orthopédie anatomo-physiologique a dû coûter bien des études à son auteur. Chez M\ue M., le résultat n'a rien laissé a désirer ». Dr BOURGUET, oncle, Béziers.

« M\ue M., aujourd'hui Mme X. et mère de deux beaux enfants, est parfaitement guérie de la déviation pour laquelle le docteur Dubreuil-Chambardel lui a donné ses soins. On ne pouvait espérer un plus beau succès ». Dr LACROIX, Béziers.

## OBSERVATION XIII

Monsieur T. M., jeune Saxon, âgé de quinze ans, présentait au moment de son entrée dans notre établissement une scoliose à deux courbures. La courbure dorsale, à convexité gauche, était beaucoup plus développée que la courbure lombaire ; la flèche de la courbure dorsale était de 2 cent. au moins ; celle de la courbure lombaire de 1 cent. 20. La torsion était très prononcée dans la région dorsale, moins accusée dans la courbure inférieure. L'épaule gauche était beaucoup plus élevée et plus saillante que la droite qui se trouvait fortement abaissée et affaissée. Le côté droit était plus concave que le gauche ; la hanche gauche enfin plus proéminente que la droite. La santé générale avait toujours été excellente et il n'existait aucun antécédent de rachitisme. Le père et la mère, très forts et bien constitués, jouissaient également d'une parfaite santé.

Les premières manifestations de cette scoliose avaient été constatées trois ou quatre ans auparavant, et l'on avait employé, pour la combattre, toutes sortes de moyens gymnastiques qui n'avaient pu arrêter la marche de la maladie.

Cette scoliose appartenait évidemment au deuxième degré ; si elle n'était pas un des cas les plus graves qui appartiennent à cette catégorie, elle n'était pas non plus un des plus légers.

Après onze mois de traitement, ce jeune homme a été renvoyé à sa famille dans d'excellentes conditions ; les courbures avaient complètement disparu et l'harmonie des formes était tout-à-fait rétablie des deux côtés de la colonne vertébrale.

(La planche II ci-jointe est la reproduction des photographies prises au début et à la fin du traitement.)

Cette observation, ainsi que les photographies, ont été présentées à la Société de Chirurgie de Paris, séance du 25 février 1874.

Ce jeune homme nous avait été adressé par le docteur Guisan de Vevey (Suisse) (1).

(1) « MM. T.-M., H.-S., et W.-H. qui avaient été adressés par moi, chez le « docteur Dubreuil-Chambardel, ont été parfaitement guéris de leur sco- « liose. La méthode employée dans cet établissement est excellente et seule « rationnelle ; depuis que j'en ai eu connaissance, je n'en conseille plus « d'autres. Je partage absolument les préventions du docteur Dubreuil- « Chambardel contre les corsets et les appareils mécaniques qui ne font « qu'emprisonner le mal sans lui porter aucun remède efficace ». Dr G.- « V. Guisan, Vevey (Suisse).

## OBSERVATION XIV

M<sup>lle</sup> R. B., d'Orléans, est entrée dans notre établissement sur la recommandation du docteur de Darvieu. On pouvait constater chez cette jeune fille, âgée de treize ans, une scoliose grave du deuxième degré présentant les caractères suivants : la courbure dorsale, principale, à convexité droite, comprenait les sept ou huit premières vertèbres dorsales, sa flèche était de trois centimètres au moins ; la courbure lombaire, secondaire, offrait une flèche de 1 cent. 80 ; enfin il existait aussi une légère incurvation à convexité gauche, à la région cervicale.

La torsion de l'épine sur son axe, très prononcée au niveau de la courbure primitive, se traduisait par une forte saillie de l'épaule droite. L'angle inférieur de l'omoplate se trouvait repoussé en haut et en arrière. Les côtes étaient déprimées à gauche et l'épaule, du même côté, fortement abaissée.

Le côté gauche de la poitrine était plus prononcé à gauche, la hanche droite plus saillante, la gauche effacée.

M<sup>lle</sup> R. B., d'un tempérament très lymphatique avait cependant toujours joui d'une santé assez bonne. Il n'y avait pas d'antécédents de rachitisme. Le père était bien constitué, mais il existait des antécédents héréditaires du côté de la mère.

Après quinze mois de traitement, cette jeune fille est sortie de notre établissement dans d'excellentes conditions. La colonne vertébrale était entièrement redressée, les deux épaules se trouvaient à la même hauteur et toutes les manifestations de la torsion avaient disparu.

D'après les renseignements qui nous ont été fournis il y a peu de mois, par le médecin de la famille, la guérison s'est parfaitement maintenue (1).

## OBSERVATION XV

M<sup>lle</sup> A. V., atteinte de scoliose, nous fut confiée, sur les instances du docteur Hildenbrand.

(1) « J'ai examiné M<sup>lle</sup> R.-B., pour savoir dans quel état se trouvait la « colonne vertébrale. Il n'existe plus de déviation, la colonne est très « droite, la guérison est complète et votre observation peut affirmer un « résultat parfait ». D<sup>r</sup> BONNES, Nîmes.

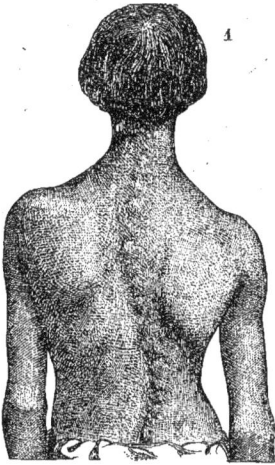

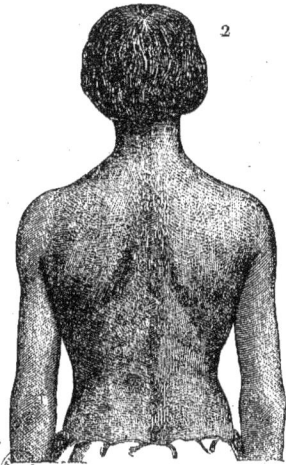

Voici quels étaient les caractères de cette déviation au début du traitement : Une courbure principale très étendue, à convexité droite, comprenait à peu près toute la région dorsale et offrait une flèche de 2 cent. 50. Une courbure lombaire, secondaire, à convexité gauche, était assez prononcée et présentait une flèche de 1 cent. 75. Il existait aussi une troisième courbure à la région cervicale, mais elle était peu développée. On pouvait constater un mouvement de torsion très manifeste de la colonne vertébrale sur elle-même, se traduisant surtout par une saillie prononcée de la masse lombaire à gauche. Il n'existait pas encore de gibbosité proprement dite à la région dorsale; cependant la différence de saillie des épaules était déjà très grande. La hanche droite était très proéminente et le côté droit, dans la région lombaire, très excavé.

Cette jeune fille, âgée de douze ans et demi, était d'une constitution délicate et d'un tempérament lymphatique. A huit ans, époque où elle fut atteinte d'une fièvre typhoïde grave dont la convalescence fut assez heureuse, la déviation commença à se développer et fit bientôt des progrès rapides. Le père était très fort et bien constitué, mais la mère, assez délicate, présentait une forte déviation latérale.

Après dix mois et demi de traitement, la taille ce cette jeune fille était dans les conditions les plus satisfaisantes; tous les avantages que lui avait fait perdre la déviation étaient recouvrés (1).

Dans ces derniers cas nous avons encore rencontré des antécédents héréditaires, de même que dans un assez grand nombre d'autres observations.

Des parents de santé délicate ou atteints de maladies qui peuvent amener des troubles sérieux de l'économie telles que :

(1) « Le résultat obtenu chez M^lle A.-V., a été rapide et des plus satis-
« faisants. Sous l'influence des exercices qui font la base du traitement du
« docteur Dubreuil-Chambardel, la santé de l'enfant s'est améliorée
« comme par enchantement; elle a grandi, s'est développée et c'est
« pendant le traitement que les règles ont fait leur apparition. A la fin
« du traitement, le succès était complet. Aujourd'hui M^lle A.-V. a vingt
« ans, c'est une jeune fille, grande, bien prise de la taille, se tenant bien
« droite. Aucune récidive ne s'est produite ». D^r HILDENBRAND, médecin
directeur de l'asile de Bonneval (Eure-et-Loir).

la phthisie, la scrofule, la syphilis, transmettront certainement à leurs enfants une faiblesse de constitution qui les pré-
disposera plus que d'autres à la scoliose. Un fait qui ne laisse
plus de doute aujourd'hui, c'est la transmission directe de la
scoliose des parents aux enfants; nous avons rassemblé sur
cette question un grand nombre de faits et nous avons vu l'hérédité agir de manières bien diverses.

Dans quelques cas l'influence héréditaire porte sur tous les
enfants sans exception.

## OBSERVATION XVI

M. B., de Marseille, nous a présenté successivement cinq de
ses enfants (trois garçons et deux filles). Chez quatre de ces
enfants il existait une scoliose du premier degré plus ou moins
avancée mais offrant toujours le même type: courbure dorsale
principale à convexité droite. Chez le cinquième, jeune garçon
de onze ans et demi, la déviation beaucoup plus accusée, était
accompagnée de déformations rachitiques très prononcées et
de troubles respiratoires assez graves. Chez les quatre premiers
la santé générale n'avait absolument rien laissé à désirer, ils
étaient même d'une très forte constitution. Les premiers
symptômes de la scoliose avaient été observés de 5 à 7 ans.

La mère ne présentait aucune manifestation scoliotique et
était d'une bonne santé, mais le père était atteint d'une forte
déviation du rachis avec gibbosité dorsale droite très développée. Une des sœurs de M. B., était également scoliotique.

Chez quatre de ces enfants la guérison a été complète et
rapidement obtenue. Chez le dernier le résultat a laissé à
désirer,

M. B., a encore deux jeunes enfants: l'un de vingt mois et
l'autre de quatre ans et demi. Le premier est très bien constitué jusqu'à présent, tandis que le second commence à donner
des craintes sérieuses. Il n'existe pas encore chez lui de courbures de l'épine, mais l'épaule droite est sensiblement plus
forte et une légère saillie commence à paraître à la région
lombaire gauche. Un enfant mort à six semaines ne présentait
rien de particulier.

### OBSERVATION XVII

Dans le courant des années 1878 et 1879, nous avons eu en traitement les quatre enfants (trois filles et un garçon) de la famille C. de Marseille. Ces enfants avaient toujours joui d'une bonne santé. Ils étaient tous atteints de scoliose du premier degré : courbure dorsale à convexité droite. Chez l'aînée des jeunes filles, âgée de treize ans, la déviation était beaucoup plus avancée. Les premières manifestations de la scoliose avaient été constatées chez ces enfants, de six à neuf ans. Le père présentait une forte déviation latérale du rachis, avec gibbosité très prononcée ; sa santé avait toujours été satisfaisante. La mère était forte et bien constituée.

Le redressement a été complet après cinq et huit mois de traitement chez trois de ces enfants, et après onze mois chez l'aîné.

Monsieur C. a eu deux autres enfants dont un est mort avant sa quatrième année ; l'autre, jeune fille de seize ans, avait été atteinte d'une scoliose des plus graves pour laquelle elle avait suivi à Paris un traitement orthopédique.

Ces enfants nous avaient été recommandés par le docteur Augustin Fabre, professeur de clinique à l'école de Médecine de Marseille.

### OBSERVATION XVIII

Nous avons eu en traitement, en 1869 et 1872, les trois enfants de M^me T. Ces enfants, deux garçons et une fille, étaient très forts et n'avaient jamais eu de maladie sérieuse ; ils étaient cependant atteints tous les trois d'une scoliose grave du deuxième degré : la courbure dorsale principale était à convexité gauche chez les deux garçons et à convexité droite chez la jeune fille. Ces déviations avaient été constatées de quatre à huit ans.

La mère, femme vigoureuse, était atteinte d'une déviation des plus sérieuses à courbure dorsale primitive, à convexité gauche. Une des sœurs de M$^{me}$ T. présentait aussi une très forte déviation de l'épine dorsale. Le père, mort en 1865, du choléra, n'offrait aucune trace de scoliose.

Le succès a été complet chez deux de ces enfants, après dix et douze mois de traitement. Chez le troisième, jeune garçon de quatorze ans, le résultat n'a pas été aussi satisfaisant.

M$^{me}$ T. avait eu deux autres enfants: l'un, mort à trois ans, n'offrait rien de particulier; l'autre, mort à cinq ans, présentait, à ce qu'il paraît, une cyphose assez prononcée.

Nous pourrions citer encore quelques cas où l'influence héréditaire a agi impitoyablement sur tous les enfants d'une même famille; mais nous nous bornerons à ces trois observations qui sont, à notre avis, du plus grand intérêt et qui ont été suivies avec le plus grand soin. L'influence héréditaire, dans les faits que nous venons de rapporter, ne peut être méconnue. Les parents, malgré leur difformité, avaient constamment joui d'une bonne santé; les enfants eux-mêmes ne laissaient rien à désirer sous ce rapport; un seul de ces enfants, le jeune garçon de l'observation XVI, avait présenté des antécédents manifestes de rachitisme.

Nous nous empressons de le dire, l'hérédité n'agit pas toujours d'une manière aussi inexorable, et, dans la plupart des cas, un ou plusieurs enfants en supportent seuls les conséquences; quelquefois même aucun n'est atteint.

Nous devons aussi faire remarquer que parmi ceux qui peuvent échapper à l'influence héréditaire, les garçons paraissent plus privilégiés, suivant encore en cela la loi commune qui veut que les filles soient beaucoup plus sujettes aux déviations de la taille et surtout à la scoliose que les garçons.

La transmission de la scoliose des parents aux enfants n'est donc pas une loi absolue, quoique assez générale.

Dans un assez grand nombre de faits nous n'avons pu constater des traces de déviation chez le père ou la mère; mais, en questionnant attentivement les parents sur ce point, il nous a été quelquefois possible de rencontrer des déviations chez les grands-pères, les grand'mères, etc. Avions-nous affaire, dans ces cas, à une simple coïncidence ou à une forme indirecte de l'hérédité.

Dans tous les cas où nous avons pu établir une influence héréditaire manifeste, l'enfant n'avait présenté aucune trace de déviation au moment de sa naissance ou dans les mois suivants. Nous parlons, bien entendu, des scolioses non essentiellement rachitiques; car, pour ces dernières, la déviation peut dans certains cas, très rares à la vérité, être congénitale ou se développer dans les premiers mois. Mais, pour les scolioses essentielles, les premières manifestations des courbures n'ont pu être observées que de trois à huit ans chez le plus grand nombre des enfants; quelquefois même l'influence héréditaire paraissait s'être fait ressentir à un âge plus avancé.

Comment agit l'hérédité? C'est une question qu'il est à peu près impossible d'élucider parfaitement; car l'hérédité agit ici, comme pour beaucoup d'autres maladies, d'une façon souvent bizarre, ne suivant aucune règle déterminée.

Nous pouvons seulement dire avec MM. Bouvier et Bouland que : « le rachis des enfants ne reçoit pas immédiatement des « parents sa forme irrégulière; il tient d'eux seulement une « organisation telle qu'il tend à croître irrégulièrement, au « lieu de se développer en ligne droite, quand cette organisa- « tion se complète. Cette tendance au défaut de symétrie « semble, dans quelques circonstances, ne se réaliser que sous « l'influence de causes adjuvantes; mais, dans un bien plus « grand nombre de cas, on ne découvre aucune autre cause de « déviation et c'est l'hérédité seule qui détermine la courbure « anormale du rachis » (Article : *Déviations du Rachis, du Dictionnaire encyclopédique des sciences médicales*).

Il est inutile d'ajouter que les enfants délicats, ceux qui auront une santé appauvrie par une cause quelconque, seront plus sujets à subir l'influence héréditaire que ceux qui se trouveront dans des conditions plus favorables et doués d'une constitution vigoureuse.

Les parents atteints de déviations, quelle que soit la nature où le caractère de cette difformité, doivent plus que tous les autres surveiller la taille de leurs enfants, et, par des examens fréquents, se mettre à même de constater les premières manifestations de la maladie. Qu'ils n'hésitent pas, dès qu'ils apercevront la plus petite défectuosité dans la colonne vertébrale, à faire examiner leur enfant par un médecin attentif et à le soumettre à un traitement orthopédique, si, comme il arrive le plus souvent, les craintes des parents se trouvent justifiées par l'examen du médecin.

## OBSERVATION XIX

M<sup>lle</sup> M. A. nous avait été confiée pour remédier à une déviation latérale très grave du deuxième degré. La courbure inférieure présentait un écart de 2 cent. à gauche avec la ligne médiane et la courbure supérieure, primitive, comprenant les 3<sup>me</sup>, 4<sup>me</sup>, 5<sup>me</sup>, 6<sup>me</sup>, 7<sup>me</sup>, 8<sup>me</sup>, 9<sup>me</sup> vertèbres dorsales offrait une flèche de 3 cent. à droite de cette même ligne médiane ; il existait aussi une légère courbure cervico-dorsale à convexité gauche. L'épaule droite était beaucoup plus saillante que la gauche, la hanche droite formait également une saillie prononcée ; le côté droit de la poitrine se trouvait très sensiblement comprimé.

L'état général de l'enfant ne présentait rien de particulier ; mais à treize ans, la croissance devint très rapide, la menstruation s'établit avec difficulté et la santé s'affaiblit graduellement. C'est alors qu'apparurent les premiers symptômes de la scoliose.

La gymnastique, les corsets, les lits à extension forcée, etc., furent employés sans succès pendant plusieurs années.

Après treize mois de traitement, nous avons pu obtenir un résultat complet, qu'il est facile de constater par l'examen des photographies reproduites ci-contre (*planche III*).

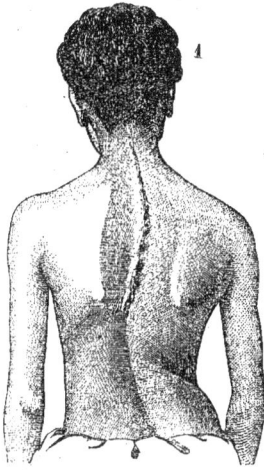

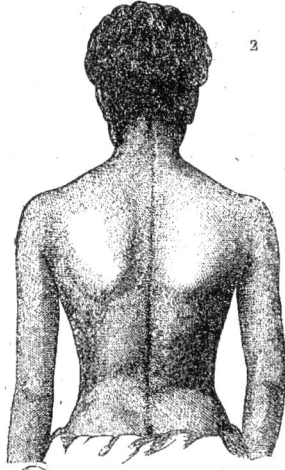

## OBSERVATION XX

M^{lle} A. F., de Toulon, nous fut confiée sur la recommandation du docteur Chaspoul; cette jeune fille, âgée de quatorze
ans, présentait, au moment où nous entreprîmes son traitement, une déviation du rachis assez anormale.

La colonne vertébrale offrait deux courbures assez considérables; l'une à convexité gauche comprenait les deux dernières
vertèbres cervicales et les quatre premières dorsales et offrait
une flèche de 2 cent. 70; la seconde, plus étendue, comprenait
toutes les dernières vertèbres dorsales et les trois ou quatre
premières lombaires, sa flèche était de 1 cent. 80. Il existait
également une cyphose très évidente constituée par toutes les
vertèbres qui prenaient part à la première courbure.

L'épaule gauche, était beaucoup plus forte que l'épaule
droite; l'angle inférieur de l'omoplate se trouvait vivement
repoussé en arrière et en haut. La masse lombaire droite était
très prononcée et la hanche gauche fort saillante.

Le père et la mère, bien constitués, nous fournirent les renseignements suivants :

Cette jeune fille n'était pas encore réglée; sa croissance s'ef-
fectuait dans d'excellentes conditions.

Le premier âge avait été traversé sans orage et la taille avait
été irréprochable jusqu'à l'âge de onze ans.

A cette époque des douleurs rhumatismales passagères se
firent sentir dans plusieurs articulations : hanche droite, épaule
et coude gauches. A douze ans et demi une nouvelle attaque de
rhumatisme se fit ressentir même sur le trajet du rachis. Des
douleurs assez vives existèrent aux régions cervicale et dorsale,
et, en même temps, la colonne vertébrale fut courbée en avant.
Après trois mois de soins attentifs et bien dirigés, l'enfant put
se lever. La voussure cervico-dorsale, qui comprenait dans le
principe à peu près toutes les vertèbres de la région, sembla se
localiser à la région cervicale et aux premières vertèbres dorsales; très peu de temps après, on vit apparaître la courbure
latérale supérieure, puis la courbure lombaire secondaire. Nous
avions donc affaire à une scoliose à courbure dorsale primitive

à convexité gauche, compliquée de cyphose : scoliose et cyphose étaient la conséquence du rhumatisme.

La gymnastique, pratiquée pendant plusieurs mois avec une grande persévérance, parut atténuer la voussure cervico-dorsale, mais ne put entraver la marche des courbures latérales, dorsale et lombaire.

Des corsets de fer furent portés sans succès pendant un temps assez long; des courants électriques diminuèrent un peu la contraction; nous en continuâmes du reste l'usage pendant plusieurs mois sans obtenir de grands avantages.

Depuis la crise que nous avons citée plus haut jusqu'au moment où cette jeune fille nous fut confiée, c'est-à-dire pendant plus d'un an, grâce à un traitement anti-rhumatismal parfaitement dirigé, les douleurs n'avaient plus reparu sur le trajet de l'épine, ni aux autres articulations; l'état général était relativement très satisfaisant. Néanmoins, la scoliose continuait à faire des progrès qui alarmaient vivement les parents de cette jeune fille. Les courbures ne tenaient donc pas uniquement à l'état douloureux des articulations puisqu'elles persistaient et faisaient même des progrès sérieux longtemps après la cessation des douleurs.

Après sept mois de traitement dans notre institut, la voussure dorsale n'existait plus; après onze mois, le résultat était complet : les courbures avaient complètement cédé et on ne constatait plus de traces de la torsion.

Nous avons revu plusieurs fois cette jeune fille et nous avons pu nous assurer que le résultat s'était parfaitement maintenu (1).

Nous devons faire remarquer, avec Bouvier, que les scolioses dues à une cause rhumatismale sont très souvent compliquées d'un peu de cyphose; cela résulte de ce que le malade;

_____

(1) « J'ai pu apprécier les avantages de la méthode du docteur E. Dubreuil-
« Chambardel. Elle ne ressemble en rien à la gymnastique ordinaire, ni
« aux tortures de l'orthopédie. Ce traitement si remarquable par sa dou-
« ceur, sa simplicité et ses nombreux succès, mérite de fixer l'attention
« des médecins et ne saurait être trop recommandé aux familles.
« J'ai toujours constaté la guérison complète dans les cas de scolioses
« simples du premier et du deuxième degré, et une grande amélioration
« dans les cas où les lésions osseuses étaient plus graves. Chez M^lle A. F.,
« le succès a été complet et depuis trois ans il n'y a pas eu de récidive. »
Dr CHASPOUL, médecin principal de la marine en retraite.

pour éviter des souffrances quelquefois très vives, produites par la contracture des muscles douloureux, fléchit le tronc en avant, et que cette attitude, en se prolongeant, finit par amener des rétractions secondaires qui peuvent être assez importantes pour produire une courbure antéro-postérieure du rachis.

Nous avons eu, dans ces dernières années, l'occasion de traiter cinq cas de scolioses provenant d'une cause rhumatismale. Les courbures n'ont cédé qu'en partie chez trois de ces enfants; chez les deux autres, le redressement a été complet. Dans ces derniers cas, il est vrai, le rhumatisme était récent, et un traitement anti-rhumatismal énergique ayant été suivi, les dévia- tions n'ont pas tardé à céder, puis à disparaître.

## OBSERVATION XXI

Madame A. M., de Marseille, était atteinte, lorsqu'elle vint nous consulter au mois de janvier 1872, d'une déviation latérale très grave offrant les caractères suivants :

Il existait trois incurvations parfaitement distinctes de l'épine.

Une courbure dorsale principale à convexité droite compre- nait les 3<sup>me</sup>, 4<sup>me</sup>, 5<sup>me</sup>, 6<sup>me</sup> et 7<sup>me</sup> vertèbres dorsales, sa flèche était de 2 cent. 50. Deux courbures de compensation existaient à la région cervicale et à la région lombaire; cette dernière, la plus prononcée, offrait une flèche de 2 cent., la flèche de la cour- bure cervicale n'était que de 0 cent. 50. Cette déviation était accompagnée d'une torsion assez considérable des corps verté- braux, torsion qui soulevait le côté droit de la partie posté- rieure du thorax et y formait une gibbosité assez forte.

L'épaule droite était plus élevée et plus volumineuse que la gauche, la saillie de la hanche droite exagérée, l'épaule gauche affaissée.

Les lombes fortement déprimés à droite formaient un relief anormal très marqué à gauche; la poitrine, peu déformée, était cependant plus développée à gauche.

Nous trouvons là, bien accusés, tous les caractères d'une scoliose grave du deuxième degré.

Cette jeune femme, âgée de vingt-neuf ans, jouissait d'une

bonne santé au moment où nous la vîmes pour la première fois. Son père paraissait bien constitué, mais la mère, morte depuis plusieurs années, avait été affectée dès sa jeunesse d'une très forte gibbosité, ce qui avait toujours vivement préoccupé M<sup>me</sup> M., car elle redoutait avec juste raison les conséquences de l'hérédité : c'est avec la plus grande attention qu'elle s'observait et se faisait examiner. Elle avait eu la coqueluche à sept ans et une fièvre typhoïde à dix-sept ans. La crise de la puberté avait été traversée sans accident ; la menstruation avait été parfaitement établie à quatorze ans et demi ; enfin jusqu'à l'âge de vingt-cinq ans, on ne put constater aucune manifestation de scoliose. Mariée à vingt-trois ans M<sup>me</sup> M. eut trois enfants qui moururent très jeunes : elle avait eu son dernier enfant au commencement de l'année 1869. Un an après, elle éprouva quelques douleurs le long du rachis : ce qui frappa vivement son attention. Après plusieurs examens on constata une très légère déviation.

Un corset de fer fut immédiatement conseillé, mais ne put arrêter la marche de la scoliose qui fit alors des progrès très rapides surtout dans les derniers mois de 1871.

A cette époque M<sup>me</sup> M., commença à éprouver quelques troubles de la respiration, avec palpitations et oppressions violentes, essoufflement à la moindre fatigue, etc. Il existait toujours quelques douleurs le long du rachis.

La gymnastique pratiquée pendant un temps assez long, les bains de mer, rien ne put arrêter la marche de la maladie. C'est alors (janvier 1872) que notre regretté confrère le docteur Dor l'examina et lui conseilla de suivre notre méthode de traitement. Ce traitement, commencé le 7 février 1872, a été aussi heureux que possible ; la guérison était complète, après onze mois d'exercices, exécutés sans interruption, avec le plus grand soin et une rare énergie. Enfin, les troubles respiratoires, qui s'étaient fortement atténués dès le début du traitement, avaient à peu près complètement disparu.

Nous avons revu M<sup>me</sup> M. plus d'un an après ; le résultat s'était parfaitement maintenu et l'état général était des plus satisfaisants.

Nous avons tenu à donner cette observation avec détails, car il est toujours assez difficile d'avoir des renseignements sérieux sur la marche et surtout sur l'époque où l'on doit faire remonter le début d'une scoliose. Ici, nous avons des renseignements certains; la déviation paraît n'avoir débuté qu'à vingt-sept ans. Dans quatre autres observations analogues, parfaitement suivies, nous n'avons pu faire remonter le début de la scoliose qu'après la 25ᵐᵉ année.

Nous ne pouvons donc partager entièrement l'opinion du docteur J. Quintaa qui prétend (brochure publiée en 1869), avec Taylor, qu'après seize ans, la scoliose n'est guère à redouter et qui ajoute qu'après vingt ans, la production d'une scoliose essentielle est *radicalement impossible.*

Sur deux cent cinquante-six enfants scoliotiques qui ont suivi, comme nous l'avons déjà dit plus haut, un traitement dans notre établissement et qui ont été examinés avec la plus grande attention, il s'est rencontré cent quatre-vingt-treize cas de scolioses essentielles et quarante-neuf cas où, comme nous l'avons indiqué, l'influence rachitique ne pouvait être méconnue dans le développement de la déviation.

Sur ces cent quatre-vingt-treize cas de scolioses essentielles, soixante-deux fois la déviation s'était développée de trois à huit ans et quatre-vingt-dix-huit fois les premières manifestations de la difformité avaient pu être constatées de neuf à seize ans. Chez vingt-cinq sujets, la déviation s'était développée au-delà de cet âge, et enfin dans cinq cas on ne pouvait faire remonter le début de la scoliose qu'après la vingt-cinquième année.

Dans trois cas, les parents ont fait remonter la déviation à la naissance; mais nous ne savons si l'on doit ajouter une grande importance au dire des parents, car deux de ces enfants, bien constitués en dehors de la déviation du rachis, ne présentaient aucun caractère de rachitisme, c'est du moins ce qui résultait de l'examen du médecin de la famille. Le troisième enfant, au contraire, était venu au monde dans de tristes conditions et offrait d'autres difformités. Nous sommes donc porté à ne pas admettre ces cas de scolioses congénitales chez les enfants ne présentant aucune manifestation rachitique.

En un mot, c'est de neuf à quinze ans, surtout chez les jeunes filles, c'est-à-dire à l'approche de la puberté, époque souvent difficile à traverser, que se manifestent et se développent le plus grand nombre de scolioses. Des jeunes filles, qui n'ont que de très légères déviations de l'épine, voient souvent leur maladie faire à cette époque des progrès rapides et deviennent tout-à-fait contrefaites dans un temps quelquefois très court.

Ces déviations, les plus fréquentes, sont aussi celles qui cédent le plus rapidement à nos moyens de traitement lorsque les parents ne les négligent pas trop longtemps. Il est bon cependant de ne point perdre de vue l'enfant, même après le redressement complet de l'épine et jusqu'à ce que la croissance soit entièrement terminée, surtout si cette croissance se fait rapidement et si l'enfant est d'une constitution délicate. Dans ces cas, un traitement général est presque toujours utile. Nous engageons vivement les parents, toutes les fois que cela est possible, à nous montrer leur enfant au moins une fois par mois après la fin du traitement. Si alors, ce qui est du reste une exception, on constatait la plus petite tendance au retour de la scoliose, nous serions à même de faire rentrer immédiatement les choses dans leurs conditions normales.

Sur ces cent quatre-vingt-treize cas de scolioses essentielles, cent quarante-cinq fois la courbure dorsale primitive a pu être constatée à convexité droite et quarante-huit fois à convexité gauche.

Il nous semble donc qu'on a fait jouer à l'aorte un rôle trop important dans la genèse de la scoliose.

La plupart des auteurs, Sabatier, Cruveilhier et Bouvier entre autres, attribuent la grande majorité des courbures latérales primitives à convexité droite, à la présence de l'aorte agissant incessamment, par la pression du sang qu'elle contient, sur le corps des vertèbres, et exagérant par suite la petite courbure *dite normale* due à l'action prépondérante du membre supérieur droit.

Mais, comme nous venons de le dire, les exceptions sont assez nombreuses pour laisser quelques doutes sur le rôle de l'aorte dans le développement de la scoliose ; cette influence, quoique nous paraissant très exagérée, ne peut cependant être niée d'une manière absolue.

Ces exceptions de courbures dorsales primitives à convexité gauche paraissent beaucoup plus fréquentes avant sept ou huit ans qu'après cet âge. Cependant, sur les quarante-huit cas de scolioses à courbure dorsale primitive à convexité gauche que nous avons rencontrés, trente-deux s'étaient développées de dix à quatorze ans.

Nous pensons avec Malgaigne que la prédominence originelle du développement de toute la partie droite du corps, que les attitudes que nécessite plus tard l'action plus habituelle et plus énergique de ce même côté peuvent, le plus souvent, expliquer la position habituelle de la courbure latérale du rachis et même celles de ses courbures latérales pathologiques. Nous avons cependant rencontré un certain nombre de gauchers, atteints de déviations latérales, dont la courbure dorsale primitive s'était développée à droite.

Comme on le voit, la question est loin d'être élucidée. En tenant compte de l'influence de l'aorte ou du développement exagéré de la partie droite du corps, il est une cause encore mal définie qui agit pour produire la déviation, et qui, tout en cédant aux influences que nous venons de signaler pour le sens des courbures, est loin de lui obéir d'une manière complète·

Nous avons également rencontré cinq cas de scolioses d'origine rhumatismale.

Trois fois la scoliose était le résultat d'une paralysie plus ou moins complète. Un traitement approprié à la cause qui avait amené la paralysie et notamment un traitement électrique des plus énergiques n'avait pu amener un grand changement de l'état général. Chez deux de ces enfants, il nous a été impossible de ramener la colonne vertébrale à son état normal.

Dans deux autres cas, des courbures de l'épine s'étaient développées à la suite d'épanchements pleurétiques assez considérables; la pleurésie avait été contractée plusieurs années auparavant et l'épanchement s'était résorbé avec une grande lenteur. Dans un de ces cas, le redressement de la colonne vertébrale a été complet; dans l'autre, nous n'avons obtenu qu'une amélioration assez marquée.

Enfin, chez quatre enfants, la déviation était consécutive à une coxalgie ou à une luxation congénitale : il existait un raccourcissement prononcé de l'un des membres inférieurs; nous n'avons pu qu'atténuer chez ces enfants les conséquences de la scoliose.

Dans les deux observations qui vont suivre, nous allons faire connaître des cas de déviations excessives, déviations du troisième degré des plus prononcées, où, par l'emploi de notre méthode de traitement, il nous a été possible d'obtenir, non point une guérison complète, mais une amélioration des plus importantes.

Quand il s'agit de déviations extrêmes, ce n'est qu'après un temps assez long et une grande volonté de la part des malades que l'on peut arriver à un résultat sérieux.

Cependant, dans le plus grand nombre des cas traités, nous avons pu obtenir des améliorations considérables qui ont toujours amené un changement des plus avantageux dans la santé générale, santé qui chez quelques sujets menaçait très sérieusement l'avenir.

## OBSERVATION XXII

M<sup>lle</sup> V. C., d'Arras, atteinte d'une déviation des plus graves, est entrée dans notre établissement pour s'y soumettre à un traitement orthopédique.

M<sup>lle</sup> C., âgée de dix-neuf ans, avait toujours été d'une constitution délicate. La première enfance n'avait présenté rien de particulier; mais, de neuf à douze ans, des douleurs souvent assez vives, ne présentant rien de fixe, s'étaient fait ressentir dans toute l'étendue du rachis. La menstruation s'était établie à treize ans et demi sans accident; il survint cependant, à cette époque, des troubles assez sérieux dans la respiration : les mouvements respiratoires étaient accélérés; une marche un peu longue, le moindre effort était accompagné de palpitations et de douleurs assez vives à la région précordiale; l'appétit était à peu près nul.

Le père et la mère de M<sup>lle</sup> V. C. étaient très robustes et ne présentaient aucune trace de déviation; il existait cependant, chez la sœur et le grand-père de cette jeune fille, des antécédents prononcés de scoliose. Les parents faisaient remonter la déviation à l'âge de onze ans, époque à laquelle la mère constata une légère saillie de la région lombaire gauche; six mois après, il y avait une aggravation manifeste dans la difformité. M<sup>lle</sup> V. C. fut alors conduite à Paris et soumise pendant trois mois à l'extension forcée. Ce traitement si pénible ne produisit aucune amélioration et dut être interrompu à cause de sa rigueur et de son inutilité même. Après dix-huit mois de repos, la déviation faisant toujours des progrès rapides, M<sup>me</sup> C. entreprit un second voyage à Paris. Sa jeune fille, placée pendant un an dans un établissement bien connu, suivit alors un traitement mixte des plus sérieux et des plus énergiques : extension forcée la nuit, ceinture à inclinaison le jour, gymnastique puis électricité, etc.

Les troubles respiratoires, de vives douleurs précordiales et des syncopes assez fréquentes vinrent encore interrompre ce traitement, qui, pendant trois ans, ne consista plus qu'en la position horizontale, gardée dix-huit heures sur vingt-quatre, et en un peu de gymnastique.

Enfin la mère, désolée de tous ces insuccès, se décida à nous confier le traitement de sa fille.

Voici quel était alors l'état de la difformité :

Il existait une scoliose à trois courbures ; l'une principale, à convexité droite, avec flèche de 4 cent. 90, comprenait les deux dernières vertèbres cervicales et les sept premières dorsales. On observait, au niveau de cette courbure, une gibbosité angulaire formée par la partie postérieure des côtes, fortement entraînées en arrière par le mouvement de torsion des vertèbres sur leur axe ; tandis que la partie antérieure de ces mêmes côtes droites, redressée par leur entraînement en arrière, amenait un aplatissement de la poitrine du même côté.

A gauche, toujours au niveau de la courbure dorsale, les côtes, entraînées par cette même torsion de l'épine, étaient portées en avant, fortement abaissées, rapprochées les unes des autres, n'offrant plus de point d'appui à l'omoplate ni à l'épaule. De ce même côté, la poitrine était très proéminente.

La courbure lombaire, à convexité gauche et flèche de 1 cent. 30, comprenait les dernières vertèbres dorsales et les premières lombaires. La rotation des vertèbres soulevait fortement à gauche la masse musculaire des sacro-lombaire et long-dorsal qui formaient un relief très volumineux. A droite, au même niveau, il existait une dépression considérable.

Une troisième courbure cervicale, également à convexité gauche, offrait une flèche de 1 cent. 20.

Le tronc présentait une légère inclinaison générale de bas en haut et de gauche à droite.

La hanche gauche était très saillante, la crête-iliaque complètement effacée. L'épaule gauche était beaucoup plus basse que la droite.

Après dix-huit mois de traitement, cette jeune fille a quitté l'établissement dans les conditions suivantes :

Il existait encore deux courbures dans les régions dorsales et lombaires ; la flèche de la première n'était que de 1 cent. 80 et de la seconde de 1 cent. 10.

La courbure cervicale n'existait plus ; les épaules étaient revenues au même niveau ; néanmoins la droite restait plus forte. Il existait également encore une légère proéminence de la masse commune à gauche ; mais l'inclinaison latérale de tout le tronc avait disparu et la poitrine s'était très développée. Enfin la déviation pouvait être facilement dissimulée : ce qui eût été impossible au début du traitement. La taille s'était accrue de 4 cent. 55.

La santé générale était devenue très satisfaisante.

Nous avons revu cette jeune fille plusieurs années après et nous avons pu constater avec plaisir que tous les avantages résultant du traitement s'étaient parfaitement conservés.

## OBSERVATION XXIII

M^{lle} B. D., de Saint-Etienne, âgée de dix-neuf ans, présentait, au moment de son entrée dans notre établissement, une déviation de la colonne vertébrale des plus prononcées.

La difformité offrait trois courbures parfaitement caractérisées : l'une dorsale, de beaucoup la plus importante, s'étendait des dernières vertèbres cervicales à la dixième vertèbre dorsale et offrait une flèche de 5 cent. au moins. Il était impossible de mesurer exactement la flèche de cette courbure, les vertèbres étant à sa partie moyenne cachées sous les côtes droites qui formaient une très forte gibbosité angulaire, tandis qu'il existait à gauche, au même niveau, un creux profond.

Des deux courbures de compensation, la courbure lombaire offrait une flèche de 3 cent. 10 ; la courbure cervicale, également très prononcée, forçait cette jeune fille à incliner la tête sur l'épaule gauche.

La hanche gauche dépassait de 4 cent. 1/2 une verticale abaissée du creux de l'aisselle. Le thorax était très saillant à gauche et fortement déprimé à droite.

La santé de cette jeune fille, dont les parents étaient robustes et bien constitués, n'avait rien laissé à désirer jusqu'à l'âge de neuf ans et demi ; sa taille avait été irréprochable jusque-là. Il n'existait chez elle aucun symptôme de scrofule, aucune trace de rachitisme de la première enfance.

A dix ans, la mère put constater une légère courbure dorsale qui fit peu de progrès jusqu'à douze ans ; mais, à cette époque, la déviation prit des proportions très inquiétantes.

Cette jeune fille, conduite à Paris, fut alors soumise à un traitement des plus énergiques : extension forcée, pressions latérales, béquilles, gymnastique, etc. Ce dur traitement, suivi pendant vingt-huit mois, n'amena aucune amélioration; au contraire, la difformité prit des proportions considérables et l'état général devint de plus en plus grave. Une course de peu de durée, le moindre effort était suivi de toux et d'oppression; l'appétit était à peu près nul et les digestions très pénibles. Il existait également des palpitations et des douleurs précordiales très vives : l'auscultation ne faisait constater aucun trouble organique sérieux des poumons ou du cœur.

Après vingt-et-un mois de traitement, nous avons obtenu une amélioration très importante : les courbures cervicale et lombaire étaient à peu près complètement effacées, la flèche de cette dernière n'était plus que de 1 cent.

Pour la courbure dorsale, le redressement fut moins important; néanmoins, les apophyses épineuses n'étaient plus cachées sous les côtes et la flèche de cette courbure était ramenée à 2 cent. 1/2; la taille s'était accrue de 3 cent. 90; la santé générale s'était beaucoup améliorée.

# CONCLUSIONS

D'après les faits que nous venons d'exposer, et un grand nombre d'autres que nous n'avons pas mentionnés, nous croyons pouvoir préciser de la manière suivante les résultats que notre méthode permet d'obtenir dans les différents degrés de la scoliose.

La scoliose du premier degré, tel que le définit Bouvier, peut être guérie d'une manière complète et définitive après un traitement de trois à six mois.

La scoliose du deuxième degré peut, le plus souvent, être guérie d'une manière complète, après un traitement de six mois à un an, lorsque les déformations des vertèbres ne sont pas trop accentuées. Si ces déformations osseuses ont pris un grand développement, nous pouvons toujours obtenir des résultats très importants.

Les scolioses du troisième degré peuvent, dans les cas les moins graves, être améliorées dans une grande proportion ; et, dans les cas extrêmes, il est souvent possible d'atténuer la difformité. Quel que soit le résultat obtenu, au point de vue de la déviation, la santé générale est toujours favorablement modifiée par le traitement.

Ces résultats sont bien supérieurs à ceux qu'on a obtenus jusqu'ici ; cependant leur examen attentif suscite des réflexions importantes qui vont nous arrêter quelques instants.

S'il est facile de guérir les scolioses du premier degré, d'obtenir avec plus de peine et de temps, d'excellents résultats dans celles du second, il est bien difficile pour beaucoup de cas du troisième, de modifier profondément la difformité. Il faut à ce degré, pour mesurer l'importance du service rendu au malade, se représenter ce qu'il était avant le traitement et ce qu'il serait devenu si on l'eût abandonné à sa difformité. La différence qui existe entre ces deux termes est quelquefois très importante, quoique le résultat obtenu laisse encore beaucoup à désirer. Mais malheureusement on est généralement peu disposé à entrer dans toutes ces considérations, et les résultats qui ont coûté le plus de peine et le plus de soins aux médecins orthopédistes, sont trop souvent ceux qui leur procurent le moins de reconnaissance de la part des parents. Dans ces cas, certaines familles, ayant trop attendu pour soumettre leur enfant à un traitement rationnel, ont permis à la déformation des vertèbres et des côtes de faire des progrès tels, qu'aucun moyen ne peut plus les ramener à leur état naturel. Ces déformations qui, dans les cas les plus graves, apportent un obstacle invincible à un redressement complet de la taille, devraient être appréhendées et redoutées par nos confrères autant que par nous même et signalées par eux à l'attention des parents, afin d'éviter les dangers d'une temporisation trop prolongée.

Nous savons bien que plusieurs personnes sont retenues par la connaissance qu'elles ont de certains cas où la déviation paraît stationnaire ou s'accroît dans des proportions si peu importantes que l'on ne juge pas devoir s'en préoccuper sérieusement. Mais ces cas sont extrêmement rares, et la règle générale est que la scoliose une fois déclarée progresse toujours et ne s'arrête point sans avoir produit de graves désordres dans la constitution et préparé pour l'avenir de grandes peines aux enfants et aux parents. La prudence exige donc qu'on ne temporise jamais.

On rencontre toujours dans les scolioses un peu anciennes deux éléments bien distincts : le premier, dû aux altérations des ligaments, au défaut d'équilibre dans les forces musculaires, et le second, provenant des déformations osseuses.

Le premier de ces éléments cède toujours avec une grande facilité par l'emploi de notre méthode ; c'est ce qui nous permet d'obtenir des résultats si complets et si rapides dans les scolioses légères.

La déformation osseuse, quand elle n'est que faiblement développée, disparaît aussi sous l'influence du rétablissement du rapport naturel des vertèbres, et surtout par le développement d'une force qui, luttant contre la tendance vicieuse, cause originelle de la déviation, finit par la vaincre et amener le redressement.

Dans les cas, au contraire, où la déformation osseuse est considérable, il est évident qu'elle ne peut être entièrement détruite. On ne doit plus dans ces cas espérer un redressement complet ; mais avec le temps et une grande volonté de la part du malade nous pouvons obtenir des améliorations quelquefois très importantes et qui doivent être considérées comme un grand avantage, si l'on songe que l'état du sujet livré à lui-même tend toujours à s'aggraver.

La durée des traitements est beaucoup plus longue par les moyens ordinaires que par l'emploi de notre méthode ; les agents mécaniques n'ont jamais pu amener, même dans les déviations les plus légères, des résultats aussi rapides et aussi complets que ceux que nous avons mentionnés dans les observations précédentes. Messieurs Bouvier et Bouland s'expriment très clairement à ce sujet, dans le *Dictionnaire Encyclopédique des Sciences Médicales.*

La nature des moyens employés présente un contraste encore plus frappant. On peut, pour s'en faire une idée exacte, se figurer un enfant traité par notre méthode, soumis à des exercices journaliers qu'il considère souvent comme un jeu ; ou bien, ce même enfant condamné chaque jour, dans l'intervalle que lui laissent l'extension forcée ou le décubitus dorsal, a d'autres moyens d'extension (corsets, béquilles, etc.)

Le danger des récidives a été signalé par tous les auteurs qui ont écrit sur la scoliose ; ils ont conseillé pour l'éviter un traitement prophylactique qui consiste, le plus habituellement, dans un corset orthopédique que l'enfant doit porter jusqu'à la fin de sa croissance.

Par notre méthode au contraire la crainte des récidives est presque nulle. Tout notre traitement prophylactique consiste dans la recommandation que nous faisons aux parents de nous présenter les enfants à des intervalles assez rapprochés pendant les premières années qui suivent le traitement. Si nous remarquons, ce qui arrive rarement, quelques signes inquiétants, il nous est alors facile de faire rentrer les choses dans leur état normal. On peut jusqu'à un certain point, expliquer d'où provient cette différence des chances de récidive, en considérant que, par les méthodes ordinaires, les résultats sont presque toujours dus à des tractions ou à des pressions qui ne peuvent remédier qu'imparfaitement et après un temps très long, aux désordres qui ont produit la déviation ; tandis que les exercices que nous faisons exécuter aux enfants, pour assouplir, allonger les parties lésées et pour remédier à la torsion, développent assez rapidement une force musculaire qui entraîne les différentes parties du tronc dans un sens inverse à celui qui est vicieux. Cela est si vrai qu'il nous est arrivé assez fréquemment de trouver des enfants six mois ou un an après le traitement mieux que lorsque nous les avions quittés.

Cette force capable de maintenir les résultats du traitement a toujours été vivement désirée par les orthopédistes. L'un d'eux, le Dr Depiéris, a émis à ce sujet une idée qui me paraît très juste : « Allonger, « dit-il, à l'aide d'appareils convenables une colonne « épinière déviée ne doit pas être regardé comme un « résultat en orthopédie ; c'est à peine le premier pas « du traitement. La difficulté est de créer dans l'indi- « vidu une force naturelle et neuve de solidité ou « d'équilibre qui, les moyens artificiels étant sup- « primés, maintienne dans leur état normal les parties « que la maladie en avait éloignées. » C'est évidem- ment de l'absence de cette force, qui ne peut être donnée par les moyens mécaniques, que proviennent toutes les craintes de récidive. Notre méthode déve- loppant cette « force naturelle et neuve de solidité « ou d'équilibre, » dont parle le Dr Depiéris, les réci- dives sont presque nulles. La grande importance de ce fait n'échappera pas, nous en sommes convaincu, aux médecins qui liront cet article.

L'avenir, qui prononce en dernier ressort sur la valeur de toutes les prétentions, établira l'importance réelle de notre méthode. S'il décide qu'il y a eu quelque exagération dans les espérances que nous en avons conçues, nous trouverons notre excuse dans la con- viction profonde qui a dicté toutes les opinions émises dans le cours de ce travail.

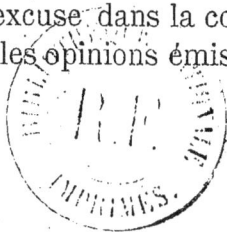

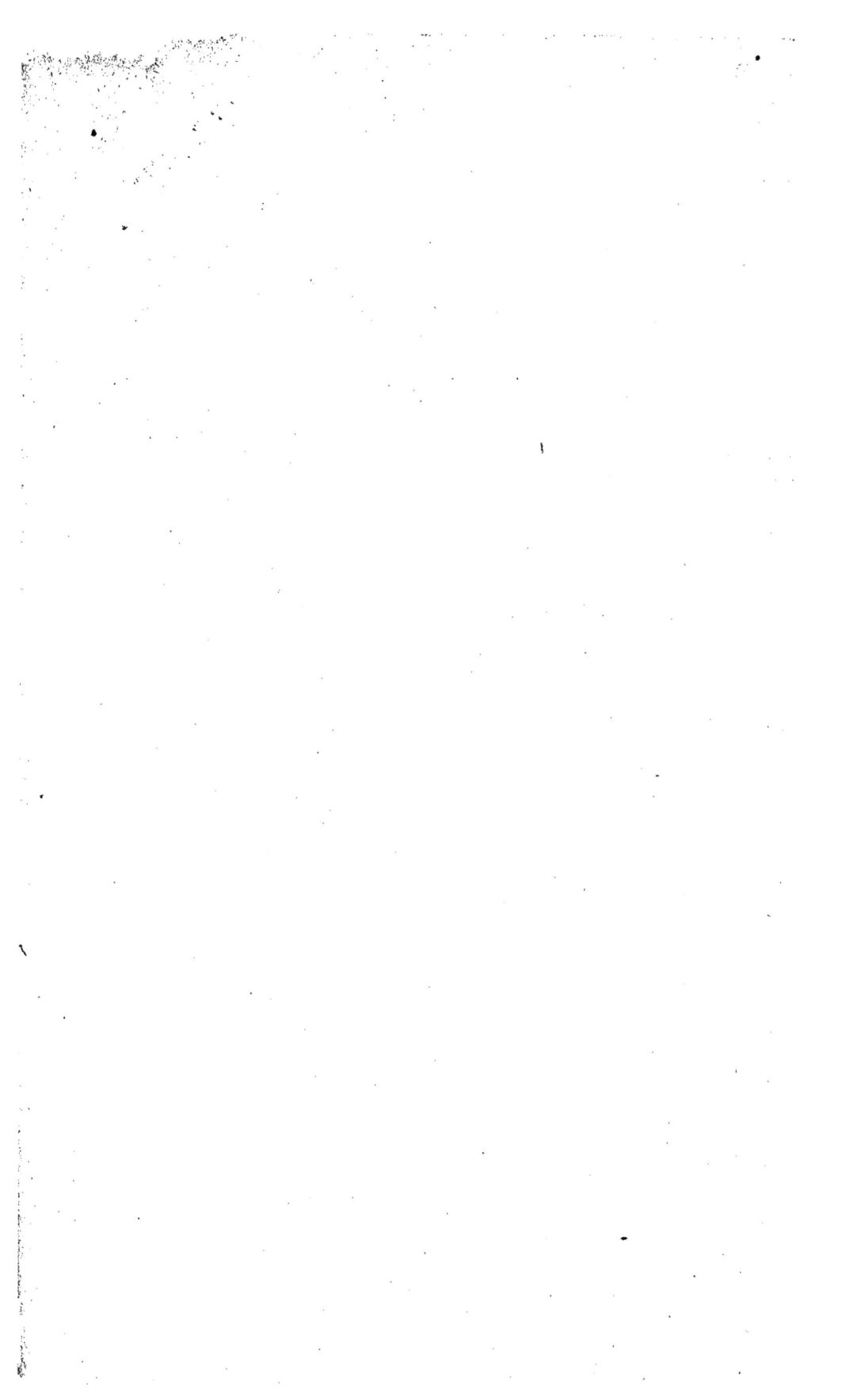

www.ingramcontent.com/pod-product-compliance
Lightning Source LLC
Chambersburg PA
CBHW050613210326
41521CB00008B/1238